SOMATISCHE THERAPIE FÜR SENIOREN

Ein Leitfaden für schmerzfreies Leben und lebendiges Altern mit einem sanften, ganzheitlichen Ansatz, der Mobilität, Gleichgewicht und psychisches Wohlbefinden verbessert.

HELENE SAUBER

Un psicólogo clínico con profunda experiencia en desarrollo personal e investigación en salud mental. development and mental health research

Somatische Therapie für Senioren

Ein Leitfaden für schmerzfreies Leben und lebendiges Altern mit einem sanften, ganzheitlichen Ansatz, der Mobilität, Gleichgewicht und psychisches Wohlbefinden verbessert.

Redaktioneller Leiter: LUTHER FOEHRKOLB
Cover-Design: DEDRICH FRANK
Redaktions- und Produktionsservice: PRENSA DE AMOR ESTRELLA

Inhalt

EINFÜHRUNG IN DIE SOMATISCHE THERAPIE FÜR SENIOREN

Die somatische Therapie ist ein ganzheitlicher Ansatz, der die Verbindung zwischen Geist und Körper betont und sich auf körperliche Empfindungen konzentriert, um die emotionale und körperliche Heilung zu fördern. Im Kern basiert die somatische Therapie auf dem Prinzip, dass der Körper an vergangenen Traumata und Stressoren festhält, die sich als körperlicher Schmerz oder emotionaler Stress manifestieren können. Durch die Einstimmung auf diese körperlichen Empfindungen kann der Einzelne gespeicherte Spannungen verarbeiten und lösen, was zu einer verbesserten geistigen und körperlichen Gesundheit führt.

Im Gegensatz zu herkömmlichen Gesprächstherapien, die in erster Linie den Geist einbeziehen, um psychologische Probleme anzugehen, beinhaltet die somatische Therapie einen stärker integrierten Ansatz. Es beinhaltet Körperbewusstsein,

Bewegung und Berührung, um dem Einzelnen zu helfen, sich besser auf seine körperlichen Erfahrungen einzustimmen. Diese Unterscheidung ist von entscheidender Bedeutung, da sie eine tiefere Erforschung und Befreiung von körperlichen und emotionalen Mustern ermöglicht, die möglicherweise nicht allein mit kognitiven Mitteln zugänglich sind. Die somatische Therapie umfasst oft Praktiken wie sanfte Bewegungsübungen, Atemarbeit und Achtsamkeitstechniken, die dem Einzelnen helfen, sich wieder mit seinem Körper zu verbinden und ein Gefühl der inneren Ruhe und Ausgeglichenheit zu fördern.

Für Senioren sind die Vorteile der somatischen Therapie tiefgreifend. Das Altern bringt oft eine Vielzahl von körperlichen und emotionalen Herausforderungen mit sich, von chronischen Schmerzen und verminderter Mobilität bis hin zu Angstzuständen und Depressionen. Die somatische Therapie bietet eine sanfte und unterstützende Möglichkeit, diese Probleme anzugehen. Durch die Konzentration auf Körperbewusstsein und Bewegung hilft es Senioren, chronische Schmerzen effektiver zu bewältigen. Die in der somatischen Therapie verwendeten Techniken können Muskelverspannungen lindern, die Körperhaltung verbessern und die Flexibilität erhöhen, was zu einer besseren Beweglichkeit und weniger Beschwerden führt. Darüber hinaus bedeutet der ganzheitliche Charakter der somatischen Therapie, dass sie nicht nur körperliche Symptome bekämpft, sondern auch das allgemeine Wohlbefinden steigert und ein größeres Gefühl von Frieden und Vitalität fördert.

Die verbesserte Beweglichkeit ist ein weiterer wesentlicher Vorteil der somatischen Therapie für Senioren. Mit zunehmendem Alter wird die Aufrechterhaltung körperlicher Aktivität immer wichtiger, um die Unabhängigkeit und Lebensqualität zu erhalten. Die somatische Therapie fördert sanfte, achtsame Bewegungen, die Senioren helfen können, aktiv zu bleiben, ohne sich zu belasten oder zu verletzen. Dies fördert nicht nur die körperliche Gesundheit, sondern stärkt auch das Selbstvertrauen und verringert das Sturzrisiko, ein häufiges Problem älterer Erwachsener.

Die emotionalen und psychologischen Vorteile der somatischen Therapie sind gleichermaßen bemerkenswert. Viele Senioren stehen vor altersbedingten Herausforderungen wie Angstzuständen, Depressionen und kognitivem Verfall. Durch die Förderung einer tieferen Verbindung zwischen Geist und Körper hilft die somatische Therapie Senioren, diese Erkrankungen effektiver zu bewältigen. Die Praxis, sich auf körperliche Empfindungen einzustimmen, kann eine beruhigende Wirkung auf das Nervensystem haben und Stress- und Angstgefühle reduzieren. Darüber hinaus können das gesteigerte Körperbewusstsein und die Achtsamkeit, die durch die somatische Therapie kultiviert werden, die kognitiven Funktionen verbessern und Senioren helfen, geistig scharf und engagiert zu bleiben.

Nehmen wir zum Beispiel die Geschichte von Mary, einer 72-jährigen Frau, die jahrelang mit chronischen Rückenschmerzen zu kämpfen hatte.

Traditionelle Behandlungen brachten nur vorübergehende Linderung, aber durch die somatische Therapie lernte Mary, die in ihren Muskeln gespeicherten Spannungen zu erkennen und zu lösen. Als sie sich mehr auf die Bedürfnisse ihres Körpers einstellte, ließen ihre Schmerzen nach und sie gewann an Mobilität und Komfort bei ihren täglichen Aktivitäten.

Ein weiteres Beispiel ist John, ein 80-jähriger Mann, der nach dem Verlust seiner Ehefrau unter Angstzuständen und leichten Depressionen leidet. Durch die somatische Therapie machte John sanfte Bewegungs- und Atemübungen, die ihm halfen, seine Trauer zu verarbeiten und seine Angst zu reduzieren. Die Praxis verbesserte nicht nur sein emotionales Wohlbefinden, sondern gab ihm auch ein neues Gefühl von Sinn und Verbundenheit mit seinem Körper.

Diese Geschichten unterstreichen die starken Vorteile der somatischen Therapie für Senioren. Indem sie sowohl körperliche als auch emotionale Bedürfnisse ganzheitlich anspricht, bietet die somatische Therapie einen Weg zu einem schmerzfreien Leben und einem lebendigen Altern. Es befähigt Senioren, eine aktive Rolle für ihre Gesundheit und ihr Wohlbefinden zu übernehmen und fördert ein größeres Gefühl von Autonomie und Freude in ihren späteren Jahren. Unabhängig davon, ob es sich um chronische Schmerzen, Mobilitätsprobleme oder emotionale Herausforderungen handelt, bietet die somatische Therapie einen sanften, effektiven Ansatz zur Verbesserung der Lebensqualität und zur Förderung des allgemeinen Wohlbefindens.

Die Auswirkungen des Alterns auf Körper und Geist

Das Altern ist ein natürlicher Prozess, der eine Vielzahl von körperlichen Veränderungen mit sich bringt. Wenn wir älter werden, durchläuft unser Körper verschiedene Veränderungen, die sich auf unser tägliches Leben und unser allgemeines Wohlbefinden auswirken können. Eine der auffälligsten Veränderungen ist eine Abnahme der Flexibilität und des Gleichgewichts. Muskeln und Gelenke neigen dazu, sich mit der Zeit zu versteifen, wodurch die Bewegungen weniger flüssig werden und das Risiko von Stürzen und Verletzungen steigt. Diese Verringerung der Flexibilität kann auch alltägliche Aktivitäten wie Bücken, Greifen und Gehen erschweren, was für viele Senioren frustrierend und einschränkend sein kann.

Neben körperlichen Veränderungen wirkt sich das Altern auch auf die emotionale und geistige Gesundheit aus. Viele Senioren leiden unter zunehmenden Angstzuständen und Depressionen, wenn sie sich den Realitäten des Alterns stellen, wie z. B. dem Verlust geliebter Menschen, einer nachlassenden Gesundheit und einer verminderten Unabhängigkeit. Der kognitive Verfall ist ein weiteres häufiges Problem, da Erkrankungen wie Demenz und Alzheimer mit zunehmendem Alter immer häufiger auftreten. Diese emotionalen und mentalen Veränderungen können zu

Gefühlen der Isolation, Einsamkeit und einem verminderten Sinn führen, was die Lebensqualität eines Senioren weiter beeinträchtigt.

Das Zusammenspiel dieser körperlichen und emotionalen Veränderungen kann das tägliche Leben erheblich beeinflussen. Einfache Aufgaben, die früher als selbstverständlich galten, wie z. B. aus dem Bett aufzustehen, eine Mahlzeit zu kochen oder sogar Kontakte zu Freunden zu knüpfen, können zu entmutigenden Herausforderungen werden. Dies kann zu einem Kreislauf aus reduzierter Aktivität und sozialer Interaktion führen, der Gefühle der Hilflosigkeit und Verzweiflung verstärkt. Die kumulative Wirkung dieser Veränderungen kann das allgemeine Wohlbefinden beeinträchtigen, so dass es unerlässlich ist, effektive Wege zu finden, um diese Auswirkungen zu bewältigen und zu mildern.

Die somatische Therapie bietet einen wertvollen Ansatz, um die vielfältigen Herausforderungen des Alterns anzugehen. Durch die Fokussierung auf die Verbindung zwischen Geist und Körper hilft die somatische Therapie Senioren, sich ihres körperlichen und emotionalen Zustands bewusster zu werden. Dieses geschärfte Bewusstsein kann zu einer besseren Behandlung chronischer Schmerzen, einer verbesserten Mobilität und einer verbesserten emotionalen Widerstandsfähigkeit führen. Techniken wie sanfte Bewegungsübungen, achtsames Atmen und Körperwahrnehmungsübungen sind von zentraler Bedeutung für die somatische Therapie und können besonders für Senioren von Vorteil sein.

Zum Beispiel könnte ein Senior, der mit verminderter Flexibilität zu kämpfen hat, somatische Übungen machen, die sanfte Dehnungen und Bewegungen fördern, helfen, steife Muskeln zu lockern und den Bewegungsumfang zu verbessern. Diese Praktiken können auf die individuellen Bedürfnisse und Fähigkeiten zugeschnitten werden, so dass sie für Senioren aller Fitnessstufen zugänglich und sicher sind. Im Laufe der Zeit kann die regelmäßige Teilnahme an diesen Übungen zu einer spürbaren Verbesserung der körperlichen Leistungsfähigkeit und des Selbstvertrauens führen.

An der emotionalen Front bietet die somatische Therapie Werkzeuge zur Bewältigung von Angstzuständen und Depressionen. Übungen wie Achtsamkeit und tiefes Atmen können helfen, das Nervensystem zu beruhigen, Stress abzubauen und ein Gefühl der inneren Ruhe zu fördern. Für Senioren, die mit kognitivem Verfall zu kämpfen haben, kann der Fokus der somatischen Therapie auf den gegenwärtigen Moment die geistige Klarheit und Konzentration verbessern und einen erdenden Effekt bieten, der dazu beitragen kann, die desorientierenden Auswirkungen des Gedächtnisverlusts zu mildern.

Nehmen wir die Geschichte von Alice, einer 78-jährigen Frau, die sich von den körperlichen und emotionalen Auswirkungen des Alterns überwältigt fühlte. Alice kämpfte mit chronischen Knieschmerzen und machte sich zunehmend Sorgen über ihre abnehmende Mobilität. Durch die somatische Therapie lernte sie, sich auf die Signale ihres Körpers einzustellen und sanfte Bewegungen zu üben, die ihre Schmerzen linderten. Die Achtsamkeitstechniken, die sie anwendete, halfen ihr, ihre Angst zu bewältigen, und ermöglichten es ihr, jeden Tag mit einer ruhigeren, positiveren Einstellung anzugehen.

In ähnlicher Weise fand Henry, ein 85-jähriger Mann, der mit kognitivem Verfall konfrontiert war, Trost in der somatischen Therapie. Die Übungen halfen ihm, mit seinem Körper und dem gegenwärtigen Moment in Verbindung zu bleiben und seine Frustration über Gedächtnislücken zu reduzieren. Diese Verbindung förderte auch ein Gefühl der Ermächtigung und Kontrolle über seinen Zustand und verbesserte sein allgemeines Wohlbefinden.

Diese Beispiele verdeutlichen das transformative Potenzial der somatischen Therapie für Seniorinnen und Senioren. Durch die Berücksichtigung der körperlichen, emotionalen und kognitiven Veränderungen, die mit dem Altern einhergehen, bietet die somatische Therapie einen ganzheitlichen Ansatz zur Verbesserung der Lebensqualität. Es bietet Senioren praktische Werkzeuge, um ihre gesundheitlichen Herausforderungen zu bewältigen und ihre Fähigkeit zu verbessern, ein aktiveres und erfüllteres Leben zu führen. Wenn Sie die folgenden Kapitel dieses Buches erkunden, werden Sie mehr über die spezifischen Techniken und Übungen erfahren, die die somatische Therapie zu einem starken Verbündeten bei der Bewältigung der Komplexität des Alterns machen.

Überwindung altersbedingter Herausforderungen mit somatischer Therapie

Das Altern bringt eine Reihe einzigartiger Herausforderungen mit sich, und für viele Senioren können dazu chronische Schmerzen, eingeschränkte Mobilität und kognitiver Verfall gehören. Die somatische Therapie bietet einen ganzheitlichen und effektiven Ansatz zur Bewältigung dieser Probleme und hilft Senioren, ein erfüllteres und unabhängigeres Leben zu führen. Durch die Fokussierung auf die Verbindung zwischen Geist und Körper befasst sich die somatische Therapie sowohl mit den körperlichen als auch mit den emotionalen Aspekten dieser Herausforderungen und bietet einen umfassenden Weg zu Heilung und Wohlbefinden.

Chronische Schmerzen sind ein häufiges Problem bei Senioren, das oft auf Erkrankungen wie Arthritis, Osteoporose und frühere Verletzungen zurückzuführen ist. Traditionelle Schmerzbehandlungstechniken wie Medikamente oder invasive Verfahren bieten oft nur vorübergehende Linderung und können mit erheblichen Nebenwirkungen einhergehen. Die somatische Therapie hingegen bietet eine sanfte und nachhaltige Alternative. Durch Übungen wie sanfte Bewegungen, Körperwahrnehmungsübungen und achtsames Atmen können Senioren lernen, Verspannungen zu lösen und

Schmerzen zu lindern. Dieser Ansatz zielt nicht nur auf die Symptome ab, sondern befasst sich auch mit den zugrunde liegenden Stress- und Anspannungsmustern, die zu chronischen Schmerzen beitragen.

Eingeschränkte Mobilität ist ein weiteres großes Problem für viele Senioren, das sich auf ihre Fähigkeit auswirkt, tägliche Aktivitäten auszuführen und ihre Unabhängigkeit zu bewahren. Die somatische Therapie kann helfen, die Beweglichkeit zu verbessern, indem sie eine bessere Körperhaltung, Flexibilität und Balance fördert. Techniken wie langsame, achtsame Bewegungen und Bodyscanning-Übungen ermöglichen es Senioren, sich der Grenzen und Fähigkeiten ihres Körpers bewusster zu werden. Dieses erhöhte Bewusstsein kann zu effizienteren und sichereren Bewegungsmustern führen und das Risiko von Stürzen und Verletzungen verringern. Durch die Integration somatischer Praktiken in ihren Alltag können Senioren ihre Mobilität erhalten und sogar verbessern, so dass sie sich besser am Leben beteiligen können.

Kognitiver Verfall, einschließlich Gedächtnisverlust und verminderter geistiger Beweglichkeit, ist eine weitere Herausforderung, mit der viele Senioren konfrontiert sind. Die somatische Therapie kann eine entscheidende Rolle bei der Unterstützung der kognitiven Gesundheit spielen. Der Fokus auf Achtsamkeit und Körperbewusstsein in somatischen Praktiken kann die Gehirnfunktion verbessern, indem er die Neuroplastizität fördert – die Fähigkeit des Gehirns, sich anzupassen und neu zu organisieren. Regelmäßige somatische Übungen können

Senioren helfen, geistig fit zu bleiben und das Fortschreiten des kognitiven Verfalls zu reduzieren. Darüber hinaus kann die beruhigende Wirkung der somatischen Therapie Angstzustände und Depressionen lindern, die oft mit kognitiven Herausforderungen einhergehen, und das allgemeine psychische Wohlbefinden weiter verbessern.

Beispiele aus der Praxis verdeutlichen die tiefgreifenden Auswirkungen der somatischen Therapie auf Senioren, die mit diesen altersbedingten Herausforderungen konfrontiert sind. Nehmen wir den Fall von Jane, einer 78-jährigen Frau, die mit schwerer Arthritis zu kämpfen hatte. Traditionelle Behandlungen brachten nur begrenzte Linderung, aber durch die somatische Therapie lernte Jane, sich leichter und schmerzfreier zu bewegen. Durch sanfte Dehnübungen und achtsame Bewegungsübungen verbesserte sie ihre Beweglichkeit und reduzierte ihre Beschwerden, so dass sie Aktivitäten genießen konnte, die sie zuvor aufgegeben hatte.

Eine weitere inspirierende Geschichte ist die von Robert, einem 85-jährigen Mann, der an Demenz im Frühstadium leidet. Die somatischen Therapiesitzungen halfen Robert, mit seinem Körper und Geist in Verbindung zu bleiben und das Fortschreiten seines kognitiven Verfalls zu verlangsamen. Die Praxis des achtsamen Atmens und der Körperwahrnehmung verbesserte nicht nur sein Gedächtnis und seine Konzentration, sondern gab ihm auch ein Gefühl von Frieden und Klarheit. Dieser ganzheitliche Ansatz ermöglichte es Robert, seine Unabhängigkeit und

Lebensqualität zu bewahren und ihm Werkzeuge an die Hand zu geben, um seine Erkrankung effektiv zu bewältigen.

Diese Fallstudien zeigen, wie die somatische Therapie die allgemeine Lebensqualität von Senioren erheblich verbessern kann. Durch die Berücksichtigung der körperlichen, emotionalen und kognitiven Aspekte des Alterns bietet die somatische Therapie einen umfassenden Ansatz für das Wohlbefinden. Senioren, die sich an somatischen Praktiken beteiligen, berichten oft, dass sie sich mehr mit ihrem Körper verbunden fühlen, ihre Schmerzen besser kontrollieren und selbstbewusster in ihren Bewegungen sind. Dieser ganzheitliche Ansatz hilft ihnen nicht nur, spezifische altersbedingte Herausforderungen zu bewältigen, sondern fördert auch ein größeres Gefühl von Vitalität und Freude.

Die somatische Therapie ist ein wirksames Instrument für Senioren, die die Herausforderungen des Alterns überwinden wollen. Unabhängig davon, ob es sich um chronische Schmerzen, eingeschränkte Mobilität oder kognitiven Verfall handelt, bieten somatische Praktiken eine sanfte und effektive Möglichkeit, Gesundheit und Wohlbefinden zu verbessern. Durch die Förderung einer tieferen Verbindung zwischen Geist und Körper ermöglicht die somatische Therapie Senioren, ein aktiveres, schmerzfreieres und erfüllteres Leben zu führen. In diesem Buch werden diese Vorteile genauer untersucht und praktische Übungen und Techniken angeboten, die Senioren, Pflegekräften und medizinischem

Fachpersonal helfen, die somatische Therapie in ihren Alltag zu integrieren. Gemeinsam können wir die Reise des Alterns mit Anmut, Widerstandsfähigkeit und Vitalität meistern.

KAPITEL 1

Behandlung chronischer Schmerzen und Verbesserung der Mobilität

Chronische Schmerzen sind eine anhaltende und oft schwächende Erkrankung, von der Millionen von Senioren weltweit betroffen sind. Es ist definiert als Schmerzen, die drei Monate oder länger anhalten, über die normale Heilungszeit einer Verletzung oder Krankheit hinaus. Im Gegensatz zu akuten Schmerzen, die als Warnsignal für mögliche Schäden dienen, bleiben chronische Schmerzen bestehen, oft ohne offensichtliche Ursache. Diese Art von Schmerzen kann in Intensität und Häufigkeit variieren, aber ihre unerbittliche Natur macht sie zu einer großen Herausforderung für viele ältere Erwachsene. Mit zunehmendem Alter nimmt die Prävalenz chronischer Schmerzen zu, wobei Studien zeigen, dass bis zu 50 % der Senioren unter chronischen

Schmerzen leiden, die ihre Lebensqualität erheblich beeinträchtigen.

Die Ursachen für chronische Schmerzen bei Senioren sind vielfältig. Häufige Ursachen sind Arthritis, die die Gelenke betrifft und Steifheit und Entzündungen verursachen kann, und Osteoporose, eine Erkrankung, bei der die Knochen schwach und brüchig werden, was zu Frakturen und Schmerzen führt. Darüber hinaus können Erkrankungen wie Neuropathie, die oft eine Folge von Diabetes sind, Nervenschäden und anhaltende Beschwerden verursachen. Andere beitragende Faktoren können frühere Verletzungen, Operationen oder chronische Grunderkrankungen wie Fibromyalgie sein. Die Symptome chronischer Schmerzen bei Senioren sind ebenso vielfältig und können sich als ständige Schmerzen, stechende oder pochende Schmerzen, Steifheit oder sogar ein brennendes Gefühl äußern. Diese Symptome können schwanken und sich manchmal aufgrund von Wetteränderungen, Stress oder körperlicher Aktivität verstärken.

Die Auswirkungen chronischer Schmerzen auf das tägliche Leben können tiefgreifend sein. Bei vielen Senioren führen chronische Schmerzen zu einer eingeschränkten Mobilität, die es schwierig macht, alltägliche Aktivitäten wie Gehen, Treppensteigen oder sogar das Aufstehen aus dem Bett auszuführen. Dieser Verlust an Mobilität kann zu einer Verringerung der Unabhängigkeit führen, da Senioren zunehmend auf die Hilfe anderer angewiesen sind. Darüber hinaus können die körperlichen Einschränkungen, die durch chronische Schmerzen auferlegt werden, zu einer verminderten sozialen Interaktion führen. Senioren meiden möglicherweise gesellschaftliche Zusammenkünfte oder Aktivitäten, die sie einst genossen haben, aus Schmerzen oder aus Angst, ihren Zustand zu verschlimmern. Dieser soziale Rückzug kann zu Gefühlen der Isolation und Einsamkeit beitragen und sich weiter auf ihr geistiges und emotionales Wohlbefinden auswirken.

Die somatische Therapie spielt eine entscheidende Rolle bei der Behandlung chronischer Schmerzen bei Senioren. Dieser ganzheitliche Ansatz konzentriert sich auf die Verbindung von Geist und Körper und nutzt Techniken, die das Körperbewusstsein und die Achtsamkeit fördern. Indem sie Senioren hilft, sich auf ihre körperlichen Empfindungen einzustimmen, ermöglicht ihnen die somatische Therapie, Bereiche von Anspannung und Unbehagen zu erkennen und anzugehen. Durch sanfte Bewegungen, Atemarbeit und andere therapeutische Praktiken kann die somatische Therapie Muskelsteifheit lindern und die Flexibilität verbessern, wodurch die allgemeine Beweglichkeit verbessert wird. Die Betonung der Achtsamkeit hilft auch beim Abbau von Stress und Angstzuständen, die oft durch chronische Schmerzen verschlimmert werden.

Darüber hinaus fördert die somatische Therapie ein tieferes Verständnis der Signale des Körpers und ermöglicht es Senioren, eine mitfühlendere Beziehung zu ihrem körperlichen Selbst zu entwickeln. Dies kann besonders für diejenigen stärkend sein, die sich aufgrund chronischer Schmerzen im Widerspruch zu ihrem Körper gefühlt haben. Durch die Förderung eines

Gefühls der Kontrolle und des Selbstbewusstseins hilft die somatische Therapie Senioren, ihre Schmerzen leichter und selbstbewusster zu bewältigen. Es unterstützt sie dabei, ein Gleichgewicht zwischen Aktivität und Ruhe zu finden und sicherzustellen, dass sie aktiv und engagiert bleiben, ohne sich zu überanstrengen.

Nehmen wir Sarah, eine 75-jährige Frau, die mit schwerer Arthritis in ihren Knien zu kämpfen hatte. Traditionelle Behandlungen brachten nur begrenzte Linderung, und ihre Beweglichkeit war erheblich eingeschränkt. Durch die somatische Therapie lernte Sarah, sanfte Übungen durchzuführen, die ihre Muskeln stärkten und ihre Gelenkbeweglichkeit verbesserten. Sie praktizierte auch Achtsamkeitstechniken, die ihr halfen, den emotionalen Stress zu bewältigen, der mit ihren Schmerzen verbunden war. Im Laufe der Zeit erlebte Sarah eine spürbare Verringerung ihrer Schmerzen und gewann einen Großteil ihrer Mobilität zurück, was es ihr ermöglichte, Aktivitäten wieder aufzunehmen, die sie lange aufgegeben hatte.

Ein weiteres Beispiel ist Frank, ein 82-jähriger Mann, der an chronischen Schmerzen leidet, die mit Neuropathie zusammenhängen. Das ständige Brennen in seinen Füßen erschwerte ihm das Gehen und störte seinen Schlaf. Während der somatischen Therapie praktizierte Frank spezifische Bewegungen und Atemarbeit, die seine Nervenschmerzen linderten und sein allgemeines Körperbewusstsein verbesserten. Dieser ganzheitliche Ansatz reduzierte nicht nur seine Schmerzen, sondern verbesserte auch seine Schlafqualität und sein emotionales Wohlbefinden.

Diese Geschichten veranschaulichen, wie die somatische Therapie das Leben von Senioren verändern kann, die mit chronischen Schmerzen zu kämpfen haben. Indem sie sowohl die körperlichen als auch die emotionalen Aspekte des Schmerzes berücksichtigt, bietet die somatische Therapie einen umfassenden und mitfühlenden Ansatz zur Schmerzbehandlung. Es ermöglicht Senioren, ihre Mobilität wiederzuerlangen, sich an sozialen Aktivitäten zu beteiligen und ihre allgemeine Lebensqualität zu verbessern. In den folgenden Kapiteln werden wir tiefer in die spezifischen Techniken und Übungen eintauchen, die in der somatischen Therapie verwendet werden, und praktische Anleitungen für Senioren, Pflegekräfte und medizinisches Fachpersonal gleichermaßen geben. Gemeinsam werden wir untersuchen, wie die somatische Therapie ein mächtiges Werkzeug auf dem Weg zu einem schmerzfreien Leben und einem lebendigen Altern sein kann.

Somatische Techniken zur Schmerztherapie und Verbesserung der Beweglichkeit

Die somatische Therapie bietet eine Vielzahl von Techniken, die Senioren helfen sollen, chronische Schmerzen zu bewältigen und die Mobilität zu verbessern. Im Mittelpunkt dieser Techniken stehen sanfte Bewegungen und Atemübungen, die die Entspannung und das Körperbewusstsein fördern. Im Gegensatz zu anstrengenderen Bewegungsformen sind somatische Techniken für Senioren aller Fitnessstufen zugänglich und können an die individuellen Bedürfnisse angepasst werden.

Sanfte Bewegungen sind ein Eckpfeiler der somatischen Therapie. Diese Bewegungen sind langsam und bewusst und ermutigen den Einzelnen, genau darauf zu achten, wie sich sein Körper bei jeder Bewegung anfühlt. Eine häufige Übung könnte zum Beispiel darin bestehen, die Arme langsam zu heben und zu senken, während man sich auf das Gefühl konzentriert, wie sich die Muskeln dehnen und zusammenziehen. Dieser achtsame Ansatz hilft, Verspannungen zu lösen und die Durchblutung zu verbessern, was die Schmerzen deutlich reduzieren kann. Im Laufe der Zeit helfen diese Bewegungen, den Körper wieder zu trainieren, um sich effizienter zu bewegen und die Belastung von Gelenken und Muskeln zu verringern.

Atemübungen ergänzen diese Bewegungen, indem sie die Entspannung fördern und Stress abbauen. Eine einfache Technik besteht darin, tief und langsam einzuatmen, durch die Nase einzuatmen und durch den Mund auszuatmen. Diese Art der Atmung aktiviert das parasympathische Nervensystem, was dazu beiträgt, den Körper zu beruhigen und die Schmerzwahrnehmung zu reduzieren. Darüber hinaus erhöht die tiefe Atmung den Sauerstofffluss zu den Muskeln, was die Heilung verbessern und Beschwerden lindern kann.

Die somatische Therapie hilft nicht nur bei der Schmerzbehandlung, sondern verbessert auch die Beweglichkeit und Flexibilität. Mit zunehmendem Alter kommt es häufig zu Steifheit und einer Verringerung des Bewegungsumfangs. Somatische Techniken gehen diese Probleme an, indem sie sanftes Dehnen und Bewegen fördern. Eine typische Sitzung könnte zum Beispiel Übungen wie sitzende Vorwärtsbeugen beinhalten, bei denen die Person auf einem Stuhl sitzt und sich langsam nach vorne beugt und in Richtung der Zehen greift. Diese Bewegung hilft, den Rücken und die Kniesehnen zu dehnen, die Flexibilität zu erhöhen und die Steifheit zu verringern.

Eine weitere effektive Übung ist die Beckenkippung. Während Sie mit gebeugten Knien auf dem Rücken liegen, kann das sanfte Kippen des Beckens nach oben und dann wieder nach unten helfen, die untere Rücken- und Bauchmuskulatur zu stärken und die Rumpfstabilität zu verbessern. Diese Übung ist besonders vorteilhaft für Senioren, da sie eine bessere Körperhaltung und ein besseres Gleichgewicht unterstützt und das Sturzrisiko verringert.

Praktische Beispiele für somatische Übungen, die sich leicht in den Alltag integrieren lassen, sind Knöchelkreise und Schulterrollen. Beim Knöchelkreisen sitzt man bequem und dreht die Knöchel sanft in kreisenden Bewegungen. Diese einfache Übung kann helfen, die Durchblutung zu verbessern und die Steifheit der Unterschenkel und Füße zu reduzieren. Schulterrollen, bei denen die Schultern sanft in Richtung Ohren angehoben und dann nach hinten und unten gerollt werden, können Verspannungen im Nacken und oberen Rücken lösen.

Auch die somatische Therapie betont die Bedeutung der achtsamen Bewegung. Das bedeutet, sich mit Absicht und Bewusstsein zu bewegen, darauf zu achten, wie sich der Körper anfühlt, und bei Bedarf Anpassungen vorzunehmen. Wenn Sie sich beispielsweise bei einer Gehübung auf das Gefühl konzentrieren, wenn jeder Fuß den Boden berührt, und auf die Bewegung der Beine kann dies dazu beitragen, den Gang und die Koordination zu verbessern. Diese Achtsamkeitspraxis verbessert nicht nur die Mobilität, sondern fördert auch eine tiefere Verbindung zwischen Geist und Körper.

Nehmen wir Sarah, eine 75-jährige Frau, die mit chronischen Knieschmerzen zu kämpfen hatte. Durch die somatische Therapie lernte sie, sanfte Beinheben und Kniebeugen durchzuführen und sich dabei auf ihren Atem zu konzentrieren. Diese Übungen halfen, die Muskeln um ihr Knie herum zu stärken, Schmerzen zu lindern und ihre Fähigkeit zu verbessern, ohne Beschwerden zu gehen.

Auch Tom, ein 82-jähriger Mann mit eingeschränkter Schulterbeweglichkeit, profitierte davon, dass er Schulterrollen und sanfte Armstreckungen in seine Routine einbaute. Im Laufe der Zeit bemerkte er eine deutliche Verbesserung seines Bewegungsumfangs, die es ihm ermöglichte, tägliche Aufgaben mit größerer Leichtigkeit und weniger Schmerzen zu erledigen.

Diese Beispiele zeigen, wie die somatische Therapie ein wirksames Instrument zur Behandlung chronischer Schmerzen und zur Verbesserung der Mobilität bei Senioren sein kann. Durch die Integration von sanften Bewegungen und achtsamen Praktiken in ihren Alltag können Senioren weniger Schmerzen, mehr Flexibilität und eine bessere Lebensqualität erfahren. Der ganzheitliche Ansatz der somatischen Therapie befasst sich nicht nur mit körperlichen Symptomen, sondern unterstützt auch das emotionale und geistige Wohlbefinden und bietet eine umfassende Lösung für die Herausforderungen des Alterns.

Übungen zur Stärkung und Beweglichkeit

Während wir weiter erforschen, wie die somatische Therapie die Lebensqualität von Senioren verbessern kann, ist es wichtig, sich auf praktische Übungen zu konzentrieren, die Kraft und Flexibilität fördern. Diese Übungen sind wichtig, um die Unabhängigkeit zu erhalten, Verletzungen vorzubeugen und die allgemeine Gesundheit zu verbessern. Die Stärkung der Muskeln und die Verbesserung der Flexibilität helfen nicht nur bei der Behandlung chronischer Schmerzen, sondern tragen auch erheblich zu einer besseren Beweglichkeit und Balance bei.

Beginnen wir mit einigen Grundübungen, die sich leicht in den Alltag integrieren lassen. Eine effektive

Übung zur Stärkung der Muskeln sind Stuhlkniebeugen. Um diese Übung durchzuführen, stellen Sie sich mit schulterbreit auseinander stehenden Füßen vor einen stabilen Stuhl. Senken Sie sich langsam in eine sitzende Position ab, ohne sich tatsächlich hinzusetzen, und erheben Sie sich dann wieder in eine stehende Position. Diese Bewegung beansprucht die Beinmuskulatur, insbesondere den Quadrizeps und die Gesäßmuskeln, und kann durch Festhalten an einem Tisch oder einer Theke für zusätzliche Unterstützung modifiziert werden. Kniebeugen auf dem Stuhl eignen sich hervorragend, um die Kraft des Unterkörpers aufzubauen, was beim Gehen, Treppensteigen und Aufstehen aus einer sitzenden Position entscheidend ist.

Eine weitere hervorragende Übung für die Muskelkraft sind Wand-Liegestütze. Stellen Sie sich etwa eine Armlänge von einer Wand entfernt auf, legen Sie Ihre Hände auf Schulterhöhe an die Wand und lehnen Sie sich sanft gegen die Wand, indem Sie die Ellbogen beugen. Schieben Sie sich in die Ausgangsposition zurück. Diese Übung trainiert die Muskeln des Oberkörpers, einschließlich Brust, Schultern und Trizeps. Für Menschen mit eingeschränkter Mobilität können Wandliegestütze im Sitzen durchgeführt werden, indem sie gegen die Kante eines Tisches oder Schreibtisches gedrückt werden.

Flexibilitätsübungen sind ebenso wichtig und können helfen, Steifheit zu reduzieren, den Bewegungsumfang zu verbessern und Gelenkschmerzen zu lindern. Eine einfache, aber effektive Beweglichkeitsübung ist die sitzende

Kniesehnendehnung. Setzen Sie sich auf die Kante eines Stuhls, ein Bein gerade ausgestreckt und den anderen Fuß flach auf dem Boden. Greifen Sie zu den Zehen des ausgestreckten Beins und halten Sie Ihren Rücken gerade. Halten Sie die Dehnung einige Sekunden lang und wechseln Sie dann das Bein. Diese Dehnung zielt auf die Kniesehnen und den unteren Rücken ab, Bereiche, die oft von Verspannungen und Beschwerden betroffen sind.

Für eine sanfte Ganzkörperdehnung versuchen Sie es mit der sitzenden Seitenbeuge. Setzen Sie sich aufrecht auf einen Stuhl und stellen Sie die Füße flach auf den Boden. Strecken Sie einen Arm über den Kopf und lehnen Sie sich sanft zur gegenüberliegenden Seite, während Sie die Dehnung an Ihrer Seite spüren. Halten Sie die Position einige Sekunden lang und wiederholen Sie den Vorgang auf der anderen Seite. Diese Übung hilft, die Flexibilität der Wirbelsäule und der Schultern zu verbessern und die allgemeine Beweglichkeit zu verbessern.

Es ist wichtig zu beachten, dass diese Übungen modifiziert werden können, um unterschiedlichen Mobilitätsstufen gerecht zu werden. Für Senioren mit eingeschränkter Bewegung können die Übungen im Sitzen oder mit Hilfe einer Pflegekraft oder eines Physiotherapeuten durchgeführt werden. Der Schlüssel ist, langsam anzufangen, auf Ihren Körper zu hören und die Intensität allmählich zu erhöhen, wenn Kraft und Flexibilität zunehmen.

Kräftigungs- und Beweglichkeitsübungen spielen eine entscheidende Rolle bei der Vorbeugung von

Stürzen, ein häufiges Anliegen von Senioren. Starke Muskeln sorgen für besseren Halt und Stabilität und verringern die Wahrscheinlichkeit von Stürzen. Die verbesserte Flexibilität trägt zur Aufrechterhaltung des Gleichgewichts und der Koordination bei und macht alltägliche Aktivitäten einfacher und sicherer. Die regelmäßige Teilnahme an diesen Übungen kann auch die allgemeine Gesundheit verbessern, indem sie eine bessere Durchblutung fördert, das Risiko chronischer Erkrankungen wie Osteoporose und Arthritis verringert und das psychische Wohlbefinden verbessert.

Nehmen wir die Geschichte von Susan, einer 75-Jährigen, die mit häufigen Stürzen und Gelenkschmerzen zu kämpfen hatte. Durch ein maßgeschneidertes somatisches Therapieprogramm, das Kräftigungs- und Beweglichkeitsübungen beinhaltete, gewann Susan nach und nach ihre Kraft und ihr Selbstvertrauen zurück. Sie stellte fest, dass einfache Bewegungen wie Kniebeugen und Dehnungen im Sitzen ihre Schmerzen deutlich reduzierten und ihre Fähigkeit verbesserten, sich sicher in ihrem Zuhause zu bewegen. Infolgedessen erlebte Susan weniger Stürze und fühlte sich unabhängiger und leistungsfähiger in ihrem täglichen Leben.

Die Integration dieser Übungen in eine regelmäßige Routine kann das Leben von Senioren grundlegend verändern. Durch die Fokussierung auf sanfte, achtsame Bewegungen bietet die somatische Therapie eine sichere und effektive Möglichkeit, Kraft aufzubauen, die Flexibilität zu erhöhen und das allgemeine Wohlbefinden zu steigern. Egal, ob es sich um chronische Schmerzen, Mobilitätsprobleme oder einfach nur um einen gesunden Lebensstil handelt, diese Übungen bieten praktische Werkzeuge für ein lebendiges Altern. Sie befähigen Senioren, eine aktive Rolle für ihre Gesundheit zu übernehmen, und fördern ein größeres Gefühl von Autonomie und Freude.

Fallstudien: Erfolgsgeschichten in der Schmerztherapie und Mobilität

Das Verständnis der transformativen Kraft der somatischen Therapie kann durch den Blick auf Beispiele aus dem wirklichen Leben zutiefst bereichert werden. Diese Erfolgsgeschichten veranschaulichen, wie die somatische Therapie das Leben von Senioren, die mit chronischen Schmerzen und Mobilitätsproblemen zu kämpfen haben, erheblich verbessert hat, und geben ein klares Bild der angewandten Techniken und der erzielten Vorteile.

Nehmen wir den Fall von Alice, einer 68-jährigen pensionierten Lehrerin, die mit schwerer Arthritis in ihren Knien zu kämpfen hatte. Traditionelle Behandlungen, einschließlich Medikamente und Physiotherapie, verschafften ihr nur begrenzte Linderung und ließen sie oft frustriert und hoffnungslos zurück. Als Alice sich der somatischen Therapie zuwandte, wurde sie mit einer Reihe von sanften Bewegungsübungen und Achtsamkeitsübungen vertraut gemacht, die auf ihren Zustand zugeschnitten waren. Ihr

Therapeut führte sie durch Techniken, die langsame, bewusste Bewegungen betonten, um das Körperbewusstsein zu verbessern und Verspannungen in ihren Gelenken zu reduzieren. Über mehrere Monate hinweg bemerkte Alice eine bemerkenswerte Abnahme ihrer Schmerzen und eine Zunahme ihrer Fähigkeit, sich frei zu bewegen. Sie berichtete, dass sie sich mehr im Einklang mit ihrem Körper fühlte, was es ihr ermöglichte, ihre Arthritis-Symptome effektiver zu bewältigen und sich an Aktivitäten zu beteiligen, die sie früher vermieden hatte.

Eine weitere fesselnde Geschichte ist die von Robert, einem 75-jährigen ehemaligen Ingenieur, der unter lähmenden Rückenschmerzen litt. Trotz verschiedener Eingriffe blieben seine Schmerzen bestehen, was seine Lebensqualität erheblich beeinträchtigte. Roberts Einführung in die somatische Therapie markierte einen Wendepunkt. Sein Therapeut setzte Techniken wie Atemarbeit und sanfte Dehnübungen ein, um Robert zu ermutigen, sich auf die Empfindungen in seinem Körper zu konzentrieren. Diese Übungen halfen ihm, Verspannungen zu erkennen und zu lösen, die zu seinen chronischen Schmerzen beitrugen. Im Laufe der Zeit erlebte Robert nicht nur eine Verringerung der Schmerzen, sondern auch eine verbesserte Haltung und Flexibilität. Die Fähigkeit, sich ohne ständiges Unbehagen zu bewegen, gab ihm sein Selbstvertrauen zurück und ermöglichte es ihm, an Aktivitäten teilzunehmen, die er schon lange aufgegeben hatte, wie Gartenarbeit und Spaziergänge mit Freunden.

Dann ist da noch die Geschichte von Maria, einer 80-jährigen Witwe, die nach dem Verlust ihres Ehemanns sowohl mit körperlichen Schmerzen als auch mit emotionaler Trauer zu kämpfen hatte. Ihre somatischen Therapiesitzungen umfassten eine Kombination aus berührungsbasierten Techniken und Bewegungsübungen, die darauf abzielten, die in ihrem Körper gespeicherten Spannungen zu lösen. Marias Therapeut nutzte sanfte, geführte Berührungen, um ihr zu helfen, sich ihrer körperlichen Empfindungen bewusster zu werden und die Linderung von emotionalen und körperlichen Schmerzen zu erleichtern. Dieser Ansatz linderte nicht nur ihre chronischen Schulterschmerzen, sondern half ihr auch, ihre Trauer zu verarbeiten. Maria stellte fest, dass, als ihr Körper die Spannungen löste, auch ihre emotionale Belastung nachließ. Die Integration von Geist und Körper verschaffte ihr ein ganzheitliches Gefühl der Heilung und verbesserte ihr allgemeines Wohlbefinden.

Johns Geschichte unterstreicht die kognitiven Vorteile der somatischen Therapie. Im Alter von 82 Jahren sah sich John mit einem leichten kognitiven Verfall und häufigen Angstzuständen konfrontiert. Sein somatischer Therapeut führte ihn in eine Reihe von Übungen ein, die sanfte Bewegungen mit konzentrierter Atmung kombinierten. Diese Übungen zielten darauf ab, sein Körperbewusstsein zu verbessern und sein Nervensystem zu beruhigen. Als John diese Techniken praktizierte, bemerkte er eine signifikante Verringerung seiner Angstzustände. Darüber hinaus verbesserte sich seine kognitive Funktion, da er sich besser auf die Signale seines Körpers einstellte. Dieses geschärfte Bewusstsein half ihm nicht nur, seine Angstzustände zu bewältigen, sondern trug auch zu einem schärferen Verstand und einer besseren Gedächtnisleistung bei.

Jede dieser Fallstudien unterstreicht die vielfältigen Vorteile der somatischen Therapie für Senioren. Die verwendeten Techniken – ob sanfte Bewegungsübungen, Atemarbeit oder berührungsbasierte Übungen – sind alle darauf ausgelegt, das Körperbewusstsein zu fördern, Verspannungen zu lösen und ein Gefühl der inneren Ruhe zu fördern. Die Ergebnisse sind durchweg positiv: Senioren erleben weniger Schmerzen, eine verbesserte Mobilität und ein gesteigertes emotionales und kognitives Wohlbefinden.

Diese Erfolgsgeschichten sind ein starkes Zeugnis für die Wirksamkeit der somatischen Therapie. Sie zeigen, wie ein ganzheitlicher, körperzentrierter Ansatz nicht nur körperliche Schmerzen und Mobilitätsprobleme angehen kann, sondern auch die emotionalen und kognitiven Herausforderungen, die oft mit dem Altern einhergehen. Durch die Fokussierung auf die Verbindung von Körper und Geist bietet die somatische Therapie eine umfassende Lösung, die es Senioren ermöglicht, ein aktiveres, schmerzfreieres und erfüllteres Leben zu führen.

Während wir das Potenzial der somatischen Therapie weiter erforschen, wird deutlich, dass dieser Ansatz ein immenses Potenzial für die Verbesserung der Lebensqualität von Senioren birgt. Ob bei chronischen Schmerzen, eingeschränkter Beweglichkeit oder emotionaler Belastung, die somatische Therapie bietet eine sanfte und effektive Unterstützung an. Durch kontinuierliches Üben und Bewusstsein können Senioren dauerhafte Verbesserungen ihrer Gesundheit und ihres Wohlbefindens erfahren und ein größeres Gefühl der Unabhängigkeit und Freude in ihrem täglichen Leben fördern.

KAPITEL 2

Verbesserung der Lebensqualität und Bewältigung altersbedingter Herausforderungen

Angstzustände und Depressionen treten bei Senioren immer häufiger auf und beeinträchtigen oft ihre allgemeine Lebensqualität. Mit zunehmendem Alter können die kumulativen Auswirkungen von Veränderungen im Leben wie Ruhestand, Verlust geliebter Menschen und nachlassende Gesundheit zu Gefühlen der Isolation, Traurigkeit und Angst beitragen. Studien zufolge leiden fast 20 % der Menschen ab 55 Jahren unter psychischen Problemen, wobei Angstzustände und Depressionen am häufigsten auftreten. Diese Erkrankungen beeinträchtigen nicht nur das emotionale Wohlbefinden, sondern haben auch tiefgreifende Auswirkungen auf die körperliche Gesundheit, verschlimmern manchmal chronische Erkrankungen und beeinträchtigen das tägliche Funktionieren.

Die somatische Therapie bietet einen einzigartigen und effektiven Ansatz zur Bewältigung von Angstzuständen und Depressionen bei Senioren, indem sie die Verbindung zwischen Geist und Körper anspricht. Diese ganzheitliche Therapie betont die Bedeutung des Körperbewusstseins und der körperlichen Empfindungen als Wege zur emotionalen Heilung. Durch die Fokussierung auf den Körper hilft die somatische Therapie Senioren, sich besser auf ihren körperlichen und emotionalen Zustand einzustimmen, und ermöglicht es ihnen, gespeicherte Spannungen und Stress zu verarbeiten und abzubauen. Dies kann zu einer deutlichen Verbesserung der Stimmung und der allgemeinen psychischen Gesundheit führen.

Eine der wichtigsten Möglichkeiten, wie die somatische Therapie bei der Bewältigung von Angstzuständen und Depressionen hilft, ist achtsame Bewegung und Atemarbeit. Diese Praktiken ermutigen den Einzelnen, sich auf sanfte, nicht wertende Weise mit seinem Körper zu verbinden, und fördern ein Gefühl der Ruhe und Erdung. Zum Beispiel können tiefe Atemübungen das parasympathische Nervensystem aktivieren, was die Entspannung fördert und die physiologischen Symptome von Angstzuständen reduziert. Sanfte Bewegungen und Dehnungen helfen, körperliche Verspannungen zu lösen und die Durchblutung zu verbessern, was die Stimmung verbessern und Depressionen reduzieren kann.

Somatische Techniken wie Bodyscanning, bei denen sich Einzelpersonen systematisch auf verschiedene Teile ihres Körpers konzentrieren, um Bereiche mit Verspannungen oder Beschwerden zu identifizieren, können ebenfalls unglaublich vorteilhaft sein. Diese Praxis erhöht nicht nur das Körperbewusstsein, sondern gibt auch Einblicke, wie emotionale Zustände physisch reflektiert werden. Durch das Erkennen dieser Zusammenhänge können Senioren beginnen, die Ursachen ihrer Angstzustände und Depressionen anzugehen, was zu einer effektiveren und dauerhafteren Linderung führt.

Eine weitere wertvolle Technik ist die Erdung, bei der es sich um Praktiken handelt, die dem Einzelnen helfen, sich wieder mit dem gegenwärtigen Moment und seiner physischen Umgebung zu verbinden. Dies kann so einfach sein wie die Konzentration auf das Gefühl, wenn die Füße den Boden berühren, oder das Gefühl, dass sich der Atem in den Körper hinein und aus ihm heraus bewegt. Erdungsübungen helfen, das mentale Geschwätz und die Sorgen zu reduzieren, die oft mit Angstzuständen und Depressionen einhergehen, und bieten einen stabilen Anker in Zeiten emotionaler Turbulenzen.

Nehmen wir Helen, eine 75-jährige Frau, die nach dem Tod ihres Mannes unter starken Angstzuständen litt. Die traditionelle Therapie half bis zu einem gewissen Grad, aber erst als sie mit der somatischen Therapie begann, fand sie eine signifikante Linderung. Durch regelmäßige Sitzungen, die sich auf Atemarbeit und sanfte Bewegungen konzentrierten, lernte Helen, ihren Geist zu beruhigen, indem sie ihren Körper beruhigte. Dies reduzierte nicht nur ihre Angstzustände, sondern verbesserte auch ihren Schlaf und ihr allgemeines Wohlbefinden.

In ähnlicher Weise fand Tom, ein 82-jähriger Mann, der mit Depressionen zu kämpfen hat, die somatische Therapie transformativ. Bodyscans und Erdungsübungen halfen ihm, die körperlichen Spannungen, die mit seinen depressiven Episoden verbunden waren, zu erkennen und zu lösen. Im Laufe der Zeit wurde Tom immer mehr im Einklang mit den Bedürfnissen und Reaktionen seines Körpers, was ihn in die Lage versetzte, seine Depressionen effektiver zu bewältigen und ein Gefühl der Kontrolle über sein Leben wiederzuerlangen.

Diese Beispiele unterstreichen die wichtige Rolle, die die somatische Therapie bei der Unterstützung der psychischen Gesundheit von Senioren spielen kann. Durch die Bereitstellung von Werkzeugen zur Bewältigung von Angstzuständen und Depressionen durch Körperbewusstsein und Bewegung bietet die somatische Therapie einen mitfühlenden und praktischen Ansatz für emotionales Wohlbefinden. Es ermutigt Senioren, auf ihren Körper zu hören, ihre Emotionen zu verstehen und sich an Praktiken zu beteiligen, die sowohl die körperliche als auch die geistige Gesundheit fördern.

Die Integration der somatischen Therapie in das Leben von Senioren kann ihre Lebensqualität erheblich verbessern. Durch die Auseinandersetzung mit der Verflechtung von körperlicher und emotionaler

Gesundheit bietet diese Therapie einen umfassenden Ansatz zur Bewältigung der Herausforderungen des Alterns. Für Pflegekräfte und medizinisches Fachpersonal kann das Verständnis und die Anwendung somatischer Techniken eine wertvolle Ergänzung zur Pflege von Senioren sein und ihnen helfen, die Komplexität des Alterns leichter und widerstandsfähiger zu bewältigen.

Verbesserung der kognitiven Funktion und des Gedächtnisses mit somatischer Therapie

Mit zunehmendem Alter wird die Aufrechterhaltung der kognitiven Funktion und des Gedächtnisses immer wichtiger, um die Unabhängigkeit und Lebensqualität zu erhalten. Die somatische Therapie mit ihrem Schwerpunkt auf der Verbindung von Geist und Körper bietet einen einzigartigen und effektiven Ansatz zur Verbesserung der kognitiven Fähigkeiten bei Senioren. Durch die Integration von Körperbewusstsein, Bewegung und Achtsamkeit unterstützt die somatische Therapie nicht nur die körperliche Gesundheit, sondern stimuliert und stärkt auch die kognitiven Funktionen und bietet einen ganzheitlichen Weg zu geistiger Klarheit und schärferem Gedächtnis.

Der Einfluss der somatischen Therapie auf die kognitive Funktion und das Gedächtnis beruht auf ihrer

Fähigkeit, einen Zustand des verkörperten Bewusstseins zu schaffen. Wenn wir somatische Praktiken ausüben, werden wir präsenter und mit unseren körperlichen Empfindungen verbunden. Dieser erhöhte Bewusstseinszustand hilft, das Nervensystem zu beruhigen und Stress und Angstzustände abzubauen, von denen bekannt ist, dass sie die kognitiven Funktionen beeinträchtigen. Darüber hinaus fördert die somatische Therapie die Entwicklung neuer Nervenbahnen durch achtsame Bewegung und körperfokussierte Übungen. Diese neuen neuronalen Verbindungen können die Plastizität des Gehirns verbessern, was zu einem verbesserten Gedächtnis und einer verbesserten kognitiven Funktion führt.

Fokus und Konzentration sind wesentliche Bestandteile der kognitiven Gesundheit, und die somatische Therapie kann diese Fähigkeiten erheblich verbessern. Bei der somatischen Therapie lernt der Einzelne, seine Aufmerksamkeit auf bestimmte Körperempfindungen und Bewegungen zu richten. Diese Praxis der fokussierten Aufmerksamkeit verbessert nicht nur die Körperwahrnehmung, sondern stärkt auch die Fähigkeit des Gehirns, sich nachhaltig zu konzentrieren. Durch regelmäßige somatische Übungen können Senioren ihr Gehirn trainieren, um länger konzentriert zu bleiben, wodurch ihre allgemeine kognitive Funktion verbessert wird.

Zur somatischen Therapie gehören auch Atemtechniken, die eine entscheidende Rolle bei der Verbesserung der kognitiven Funktion spielen. Tiefes, achtsames Atmen erhöht den Sauerstofffluss zum

Gehirn, der für eine optimale Gehirnfunktion unerlässlich ist. Eine verbesserte Sauerstoffversorgung hilft, den Kopf frei zu bekommen, geistige Ermüdung zu reduzieren und die kognitive Leistungsfähigkeit zu verbessern. Darüber hinaus fördert die rhythmische Natur des achtsamen Atmens ein Gefühl der Ruhe und Entspannung, was kognitive Prozesse weiter unterstützen kann, indem es die Auswirkungen von Stress auf das Gehirn reduziert.

Um zu veranschaulichen, wie die somatische Therapie die kognitiven Funktionen verbessern kann, lassen Sie uns einige spezifische Übungen und Techniken untersuchen, die Senioren in ihren Alltag integrieren können. Eine effektive Übung ist der Body Scan, eine Achtsamkeitspraxis, bei der die Aufmerksamkeit systematisch auf verschiedene Körperteile gelenkt wird, von den Zehen bis zum Kopf. Diese Praxis hilft, ein tiefes Körperbewusstsein zu entwickeln, das die geistige Klarheit und Konzentration verbessern kann. Durch die regelmäßige Durchführung von Körperscans können Senioren ihren Geist trainieren, um sich besser auf den gegenwärtigen Moment einzustimmen, Ablenkungen zu reduzieren und die Konzentration zu verbessern.

Eine weitere wohltuende Technik sind sanfte Bewegungsübungen wie Tai Chi oder Qigong. Diese Übungen kombinieren langsame, bewusste Bewegungen mit tiefer Atmung und geistiger Konzentration. Die Koordination von Bewegung und Atem trägt zur Verbesserung der Motorik, des Gleichgewichts und des räumlichen Bewusstseins bei, die alle mit der kognitiven

Funktion verbunden sind. Studien haben gezeigt, dass Senioren, die Tai Chi oder Qigong praktizieren, Verbesserungen des Gedächtnisses, der Aufmerksamkeit und der allgemeinen kognitiven Funktion erfahren. Diese Übungen sind nicht nur schonend für den Körper, sondern auch sehr effektiv bei der Stimulierung der Gehirnaktivität und der Verbesserung der geistigen Schärfe.

Atemübungen wie die Zwerchfellatmung sind ebenfalls wertvoll für die Verbesserung der kognitiven Funktion. Bei der Zwerchfellatmung handelt es sich um tiefe, kontrollierte Atemzüge, die das Zwerchfell aktivieren und den vollständigen Sauerstoffaustausch fördern. Diese Art der Atmung kann überall und jederzeit praktiziert werden, was sie zu einem zugänglichen Werkzeug für Senioren macht. Durch die Einbeziehung der Zwerchfellatmung in ihren Alltag können Senioren den Sauerstofffluss zum Gehirn verbessern, Stress abbauen und die kognitive Leistungsfähigkeit verbessern.

Beispiele aus der Praxis verdeutlichen die kognitiven Vorteile der somatischen Therapie für Senioren. Nehmen wir die Geschichte von Helen, einer 78-jährigen Frau, die einen Rückgang ihres Gedächtnisses und ihrer Konzentration bemerkte. Nachdem sie die somatische Therapie in ihre Routine aufgenommen hatte, erlebte Helen signifikante Verbesserungen ihrer kognitiven Funktion. Regelmäßige Körperscans und Tai-Chi-Sitzungen halfen ihr, konzentriert und präsent zu bleiben, was zu einem besseren Gedächtnisabruf und einer besseren geistigen Schärfe führte.

Auch Tom, ein 82-jähriger Mann, hatte mit Konzentration und geistiger Erschöpfung zu kämpfen. Durch die somatische Therapie lernte Tom, achtsames Atmen und sanfte Bewegungen zu üben. Diese Techniken verbesserten nicht nur seine kognitiven Funktionen, sondern steigerten auch sein allgemeines Wohlbefinden und seine Vitalität. Tom berichtete, dass er sich wacher, konzentrierter und geistig klarer fühlte, was die tiefgreifende Wirkung der somatischen Therapie auf die kognitive Gesundheit zeigt.

Die somatische Therapie bietet einen leistungsstarken, ganzheitlichen Ansatz zur Verbesserung der kognitiven Funktion und des Gedächtnisses bei Senioren. Durch die Förderung einer tiefen Verbindung zwischen Geist und Körper verbessern somatische Praktiken die geistige Klarheit, den Fokus und die allgemeine kognitive Leistungsfähigkeit. Durch einfache, aber effektive Übungen und Techniken können Senioren signifikante Verbesserungen ihrer kognitiven Gesundheit erfahren, was zu einem lebendigeren, engagierteren und erfüllteren Leben führt. Unabhängig davon, ob es sich um einen altersbedingten kognitiven Verfall handelt oder einfach nur um den Erhalt der geistigen Schärfe geht, bietet die somatische Therapie einen sanften, unterstützenden Weg zu einem optimalen kognitiven Wohlbefinden.

Verbesserung der Schlafqualität und Stressabbau

Schlaf ist ein Eckpfeiler der allgemeinen Gesundheit und spielt eine entscheidende Rolle für das körperliche, emotionale und kognitive Wohlbefinden. Mit zunehmendem Alter kann es immer schwieriger werden, einen erholsamen und erholsamen Schlaf zu erreichen. Schlechte Schlafqualität kann eine Reihe von Gesundheitsproblemen verschlimmern, von chronischen Schmerzen und geschwächter Immunität bis hin zu erhöhtem Stress und beeinträchtigten kognitiven Funktionen. Daher ist die Behandlung von Schlafproblemen für Senioren, die ihre Gesundheit und Vitalität erhalten möchten, von entscheidender Bedeutung.

Die somatische Therapie bietet eine vielversprechende Lösung zur Verbesserung der Schlafqualität, indem sie die Ursachen von Schlafstörungen angeht. Im Kern hilft die somatische Therapie dem Einzelnen, sich seiner Körperempfindungen bewusster zu werden, und lehrt ihn, wie er körperliche und emotionale Spannungen lösen kann. Dies ist besonders vorteilhaft für Senioren, die häufig Schlafprobleme im Zusammenhang mit Unwohlsein, Angstzuständen oder angesammeltem Stress haben. Durch die Fokussierung auf Entspannungstechniken und Körperbewusstsein kann die somatische Therapie die Voraussetzungen für einen erholsameren Schlaf schaffen.

Eine der wichtigsten Möglichkeiten, wie die somatische Therapie die Schlafqualität verbessert, ist die Verringerung von körperlicher Anspannung und Schmerzen. Viele Senioren haben mit chronischen Schmerzen zu kämpfen, die das Einschlafen oder Durchschlafen erschweren können. Die somatische Therapie verwendet sanfte Bewegungsübungen und Körperwahrnehmungsübungen, um dem Einzelnen zu helfen, Spannungsbereiche zu erkennen und zu lernen, wie man sie lösen kann. Techniken wie die progressive Muskelentspannung, bei der Individuen verschiedene Muskelgruppen systematisch anspannen und dann wieder entspannen, können besonders effektiv sein, um den Körper auf den Schlaf vorzubereiten.

Neben der Behandlung körperlicher Beschwerden kann die somatische Therapie auch dazu beitragen, den mentalen und emotionalen Stress zu lindern, der oft den Schlaf beeinträchtigt. Achtsamkeit und Atemarbeit sind Schlüsselkomponenten der somatischen Therapie, die die Entspannung fördern und das Nervensystem beruhigen. Indem sie Senioren beibringt, sich auf ihren Atem zu konzentrieren und im Moment präsent zu bleiben, kann die somatische Therapie Ängste abbauen und ein Gefühl der Ruhe schaffen, das dem Schlaf förderlich ist. Praktiken wie tiefe Atemübungen, bei denen der Einzelne tief ein- und langsam ausatmet, können helfen, die Herzfrequenz zu senken und einen Zustand der Entspannung herbeizuführen.

Der Abbau von Stress durch somatische Therapie ist ein weiterer entscheidender Aspekt zur

Verbesserung der Schlafqualität. Stress ist ein häufiger Schuldiger für Schlafstörungen, da er zu rasenden Gedanken und der Unfähigkeit, sich vor dem Schlafengehen zu entspannen, führen kann. Die somatische Therapie bietet verschiedene Techniken an, um Stress effektiv zu bewältigen und abzubauen. Eine solche Technik ist das Bodyscanning, bei dem Personen ihren Körper von Kopf bis Fuß geistig scannen, Bereiche mit Anspannung oder Unbehagen notieren und diese Bereiche bewusst entspannen. Diese Praxis hilft nicht nur, körperliche Spannungen zu lösen, sondern lenkt auch den Fokus weg von stressigen Gedanken und fördert ein Gefühl der Ruhe.

Eine weitere effektive Technik sind geführte Bilder, bei denen eine friedliche und entspannende Szene visualisiert wird. Dies kann helfen, den Geist von Sorgen abzulenken und eine mentale Umgebung zu schaffen, die dem Schlaf förderlicher ist. Senioren können sich an einem ruhigen Ort wie einem Strand oder einem Wald vorstellen und sich auf die sensorischen Details dieser Umgebung konzentrieren. Diese Praxis kann besonders beruhigend sein und helfen, das geistige Geschwätz zu reduzieren, das oft einen erholsamen Schlaf verhindert.

Betrachten Sie den Fall von Alice, einer 68-jährigen Frau, die aufgrund chronischer Arthritis-Schmerzen mit Schlaflosigkeit zu kämpfen hatte. Durch die somatische Therapie lernte Alice, progressive Muskelentspannung und tiefe Atemübungen vor dem Schlafengehen anzuwenden. Diese Übungen halfen ihr, Muskelverspannungen zu lösen und ihren Geist zu beruhigen, was zu einer deutlich verbesserten Schlafqualität führte.

In ähnlicher Weise fand Bill, ein 75-jähriger Mann, der unter stressbedingten Schlafstörungen leidet, Erleichterung durch geführte Bilder und Körperscans. Durch die Integration dieser Techniken in seine nächtliche Routine konnte Bill seinen Stresspegel reduzieren und einen erholsameren Schlaf erreichen. Diese Beispiele verdeutlichen die transformative Wirkung, die die somatische Therapie auf die Schlafqualität und das allgemeine Wohlbefinden von Senioren haben kann.

Die Verbesserung der Schlafqualität und der Abbau von Stress sind wesentliche Bestandteile für den Erhalt von Gesundheit und Vitalität im Alter. Die somatische Therapie bietet einen ganzheitlichen und sanften Ansatz zur Erreichung dieser Ziele und gibt Senioren praktische Werkzeuge an die Hand, um körperliche Beschwerden und emotionalen Stress zu bewältigen. Durch die Förderung des Körperbewusstseins und der Entspannung kann die somatische Therapie die Schlafqualität erheblich verbessern und Senioren helfen, erfrischt und verjüngt aufzuwachen. Während wir die Vorteile der somatischen Therapie weiter erforschen, wird klar, dass dieser Ansatz vielversprechend ist, um die Lebensqualität von Senioren zu verbessern und es ihnen zu ermöglichen, ihre goldenen Jahre mit mehr Leichtigkeit und Komfort zu genießen.

Fallstudien: Somatische Therapie in Aktion bei altersbedingten Herausforderungen

Stellen Sie sich Joan vor, eine 68-jährige pensionierte Lehrerin, die schon immer aktiv und engagiert in ihrer Gemeinde war. Nach einer Knieoperation kämpfte Joan mit schweren Angstzuständen und Depressionen. Ihr einst geschäftiges Leben beschränkte sich nun auf ihr Zuhause, und der Verlust der Mobilität forderte ihren Tribut von ihrer psychischen Gesundheit. Traditionelle Therapien halfen bis zu einem gewissen Grad, aber Joan suchte nach einem ganzheitlicheren Ansatz, der sowohl ihre körperlichen als auch ihre emotionalen Schmerzen behandeln konnte. Sie wandte sich der somatischen Therapie zu.

Joans Therapeut führte sie in sanfte somatische Übungen ein, die sich auf Körperbewusstsein und achtsame Bewegung konzentrierten. Eine Technik beinhaltete eine tiefe, zwerchfellartige Atmung, gepaart mit langsamem, bewusstem Dehnen. Diese Übung half Joan, sich wieder mit ihrem Körper zu verbinden und die Angst zu lindern, die sie oft getrennt zurückließ. Darüber hinaus führte ihr Therapeut sie durch einen Prozess namens "Body Scanning", bei dem Joan lernte, genau auf verschiedene Teile ihres Körpers zu achten, Spannungsbereiche zu bemerken und sie bewusst zu entspannen. Im Laufe der Zeit berichtete Joan von einer signifikanten Verringerung ihrer Angstzustände. Ihre Stimmung verbesserte sich und sie fand wieder Freude an einfachen Tätigkeiten wie Gartenarbeit und Zeit mit ihren Enkelkindern. Die Kombination aus verbessertem psychischem Wohlbefinden und erhöhter Mobilität ermöglichte es Joan, ein Gefühl der Kontrolle über ihr Leben wiederzuerlangen.

Eine weitere inspirierende Geschichte ist die von George, einem 75-jährigen Witwer, der mit kognitivem Verfall zu kämpfen hatte. George war ein begeisterter Leser und liebte es, Rätsel zu lösen, aber in den letzten Jahren bemerkte er einen deutlichen Rückgang seines Gedächtnisses und seiner kognitiven Fähigkeiten. Besorgt über seine nachlassende Schärfe suchte George eine somatische Therapie auf. Sein Therapeut konzentrierte sich auf Übungen, die sowohl seinen Geist als auch seinen Körper stimulierten. Eine der verwendeten Techniken waren die "kreuzenden Bewegungen", bei denen es sich um koordinierte Aktionen zwischen gegenüberliegenden Körperseiten handelt. Es ist bekannt, dass diese Übungen die Gehirnfunktion verbessern, indem sie die Kommunikation zwischen den Gehirnhälften fördern.

Zusätzlich zu diesen Bewegungen integrierte Georges Therapeut Achtsamkeitsmeditation in seine Routine. Durch das Üben von Achtsamkeit lernte George, seinen Geist zu beruhigen und sich auf den gegenwärtigen Moment zu konzentrieren, was dazu beitrug, seine Angst vor Gedächtnislücken zu reduzieren. Die Therapeutin nutzte auch eine sanfte Berührungstherapie, bei der ein leichter, beruhigender

Kontakt ein Gefühl der Sicherheit und Verbundenheit vermittelt wurde. Nach mehreren Monaten somatischer Therapie bemerkte George bemerkenswerte Verbesserungen. Er fühlte sich geistig schärfer, konzentrierter und weniger ängstlich. Seine Fähigkeit, sich an Informationen zu erinnern, verbesserte sich, und er begann sogar, sich wieder an seinen geliebten Puzzles und Büchern zu erfreuen.

Martha, eine 82-jährige Frau, die in der Vergangenheit an Depressionen litt, ist ein weiteres eindrucksvolles Beispiel. Martha kämpfte seit Jahren gegen Depressionen, und der Verlust ihres Mannes hatte ihren Zustand verschlimmert. Ihr Therapeut führte sie in die somatische Therapie ein, beginnend mit einfachen, erdenden Übungen, die sich auf ihren Atem und ihre Körperempfindungen konzentrierten. Martha wurde beigebracht, "Erdungstechniken" anzuwenden, wie z.B. ihre Füße fest in den Boden zu drücken und auf die Empfindung zu achten. Dies half ihr, sich stärker in der Gegenwart zu verankern und Gefühle von Verzweiflung und Hoffnungslosigkeit zu reduzieren.

Der Therapeut führte Martha auch durch das "somatische Erleben", eine Technik, bei der körperliche Empfindungen im Körper verfolgt werden, um gespeicherte Spannungen und Traumata zu lösen. Dieser Prozess ermöglichte es Martha, ihre Trauer in einer sicheren und unterstützenden Umgebung zu verarbeiten. Mit der Zeit fühlte sich Martha leichter, sowohl körperlich als auch emotional. Ihre Depressionen verschwanden und sie erlebte eine Steigerung ihrer Energie und Motivation. Sie fing wieder an, an sozialen Aktivitäten teilzunehmen und fand Freude und Sinn in ihren Interaktionen mit anderen.

Diese Fallstudien aus der Praxis zeigen die transformative Kraft der somatischen Therapie für Senioren, die mit altersbedingten Herausforderungen konfrontiert sind. Die jeweils spezifischen Techniken und Übungen wurden auf die individuellen Bedürfnisse zugeschnitten und unterstreichen die Vielseitigkeit und Anpassungsfähigkeit der somatischen Therapie. Für Joan half der Fokus auf Körperbewusstsein und Atemübungen, Ängste zu lindern und die Mobilität zu verbessern. George profitierte von Cross-Lateral-Bewegungen und Achtsamkeitsmeditation, die seine kognitiven Funktionen verbesserten und Ängste reduzierten. Martha fand Linderung von Depressionen durch Erdungstechniken und somatische Erfahrungen, die ihr halfen, Trauer zu verarbeiten und ihre Lebensfreude zurückzugewinnen.

Die Ergebnisse und Vorteile der somatischen Therapie in diesen Fällen liegen auf der Hand. Indem sie sowohl auf körperliche als auch auf emotionale Bedürfnisse eingeht, bietet die somatische Therapie einen umfassenden Ansatz zur Verbesserung der Lebensqualität von Senioren. Es befähigt sie, eine aktive Rolle bei ihrer Heilung zu übernehmen, und fördert ein Gefühl von Autonomie und Widerstandsfähigkeit. Ob bei der Behandlung chronischer Schmerzen, der Verbesserung der Mobilität oder der Bewältigung von Angstzuständen, Depressionen und kognitivem Verfall, die somatische Therapie bietet einen sanften und effektiven Weg zu einem lebendigen Altern. Durch diese

Geschichten sehen wir, wie somatische Therapie wirklich einen Unterschied machen kann und Menschen in ihren späteren Jahren Hoffnung und Heilung bietet.

KAPITEL 3

Somatische Therapietechniken und Übungen für Senioren

Sanfte somatische Bewegungen sind ein Eckpfeiler der somatischen Therapie und bieten Senioren die Möglichkeit, sich auf achtsame und nicht anstrengende Weise mit ihrem Körper auseinanderzusetzen. Diese Bewegungen sind so konzipiert, dass sie langsam, überlegt und bequem sind, was sie ideal für Personen macht, die möglicherweise in ihrer Mobilität eingeschränkt sind oder mit chronischen Schmerzen zu kämpfen haben. Im Gegensatz zu intensiveren Formen der Bewegung stehen bei sanften somatischen Bewegungen Achtsamkeit und Kontrolle im Vordergrund und helfen Senioren, sich auf ihren Körper einzustimmen und ihre körperlichen Empfindungen besser zu verstehen.

Das Wesen der sanften somatischen Bewegungen liegt in ihrer Einfachheit und Anpassungsfähigkeit. Diese Bewegungen ahmen oft alltägliche Handlungen nach, werden aber mit einem erhöhten Gefühl von Bewusstsein und Absicht ausgeführt. Zum Beispiel kann ein einfaches Armheben oder eine sanfte Nackendrehung zu einem kraftvollen therapeutischen Werkzeug werden, wenn es achtsam ausgeführt wird. Ziel ist es nicht, ein bestimmtes Fitnesslevel zu erreichen, sondern die natürlichen Bewegungsmuster des Körpers zu erforschen und zu verbessern. Dieser achtsame Ansatz hilft, Spannungen zu lösen, die Koordination zu verbessern und ein Gefühl von Leichtigkeit und Flüssigkeit in den Bewegungen des Körpers wiederherzustellen.

Einer der Hauptvorteile sanfter somatischer Bewegungen ist die verbesserte Beweglichkeit. Mit zunehmendem Alter wird die Aufrechterhaltung von Flexibilität und Bewegungsfreiheit immer wichtiger für die allgemeine Gesundheit und Unabhängigkeit. Sanfte somatische Bewegungen helfen, die Gelenke flexibel und die Muskeln geschmeidig zu halten, wodurch Steifheit und Beschwerden reduziert werden. Durch die regelmäßige Ausübung dieser Bewegungen können Senioren ihre Fähigkeit verbessern, tägliche Aktivitäten mit größerer Leichtigkeit und Selbstvertrauen auszuführen. Diese verbesserte Mobilität kann zu einem aktiveren und erfüllteren Lebensstil führen, der es Senioren ermöglicht, an Aktivitäten teilzunehmen, die ihnen Spaß machen, ohne Angst vor Schmerzen oder Verletzungen haben zu müssen.

Ein weiterer wesentlicher Vorteil ist die Verringerung von Schmerzen. Chronische Schmerzen sind ein häufiges Problem bei Senioren, das oft auf

Erkrankungen wie Arthritis, Rückenschmerzen oder allgemeinen Verschleiß des Körpers zurückzuführen ist. Sanfte somatische Bewegungen können Schmerzen lindern, indem sie eine bessere Körpermechanik fördern und Muskelverspannungen reduzieren. Diese Bewegungen regen den Körper an, sich auf natürliche und komfortable Weise zu bewegen, wodurch die Belastung vermieden wird, die die Schmerzen verschlimmern kann. Darüber hinaus hilft der Fokus auf das Körperbewusstsein den Senioren, Spannungsbereiche zu erkennen und anzugehen, bevor sie sich zu ernsteren Problemen entwickeln.

Um die Wirksamkeit sanfter somatischer Bewegungen zu veranschaulichen, betrachten wir einige Beispiele für Übungen, die in der somatischen Therapie häufig verwendet werden. Eine solche Übung ist der "Pelvic Rock", bei dem das Becken sanft nach vorne und hinten gekippt wird, während man mit gebeugten Knien auf dem Rücken liegt. Diese Bewegung hilft, Verspannungen im unteren Rücken und in den Hüften zu lösen, Bereiche, die mit zunehmendem Alter oft angespannt und schmerzhaft werden. Ein weiteres Beispiel ist die "Cat-Cow Stretch", eine Bewegung, bei der der Rücken auf Händen und Knien gewölbt und gerundet wird. Diese Übung fördert die Beweglichkeit der Wirbelsäule und kann helfen, Rückenschmerzen zu lindern.

Die "Schulterrolle" ist eine weitere einfache, aber effektive Übung. Durch das langsame Rollen der Schultern in kreisenden Bewegungen können Senioren Verspannungen im Nacken und im oberen Rücken lösen, Bereiche, die zu Steifheit neigen. Bei der Übung "Ankle Circles" werden die Knöchel sanft in beide Richtungen gedreht, was die Gelenkflexibilität verbessern und das Sturzrisiko verringern kann. Diese Übungen sind einfach durchzuführen und können an die individuellen Bedürfnisse und Fähigkeiten angepasst werden, so dass sie einem breiten Spektrum von Senioren zugänglich sind.

Die Integration dieser sanften somatischen Bewegungen in den Alltag kann einen tiefgreifenden Einfluss auf die Lebensqualität eines Senioren haben. Die Vorteile gehen über die körperliche Gesundheit hinaus und verbessern auch das geistige und emotionale Wohlbefinden. Die achtsame Natur dieser Bewegungen fördert die Entspannung, baut Stress ab und hilft Senioren, mit Ängsten und Depressionen umzugehen. Darüber hinaus können das gesteigerte Körperbewusstsein und die verbesserte körperliche Funktion das Selbstwertgefühl stärken und ein größeres Gefühl der Unabhängigkeit fördern.
Sanfte somatische Bewegungen bieten einen mitfühlenden und effektiven Ansatz, um die körperlichen und emotionalen Herausforderungen des Alterns zu bewältigen. Durch die Fokussierung auf Körperbewusstsein und achtsame Bewegung helfen diese Übungen Senioren, ihre Mobilität zu verbessern, Schmerzen zu lindern und ihre allgemeine Lebensqualität zu verbessern. Die Einfachheit und Anpassungsfähigkeit dieser Bewegungen machen sie zu einem wertvollen Werkzeug für Senioren, Pflegekräfte und medizinisches Fachpersonal gleichermaßen, das

einen Weg zu einem schmerzfreien Leben und einem lebendigen Altern bietet.

Atemtechniken zur Entspannung und zum Stressabbau

Atemtechniken nehmen einen zentralen Platz in der somatischen Therapie ein und bieten eine einfache, aber zutiefst effektive Möglichkeit, das körperliche und emotionale Wohlbefinden zu steigern. In der somatischen Therapie wird der Atem als Brücke zwischen Geist und Körper angesehen, die in der Lage ist, sowohl physiologische als auch psychologische Zustände zu beeinflussen. Durch die Nutzung der Kraft des Atems können Senioren chronische Schmerzen bewältigen, die Mobilität verbessern und ein größeres Gefühl der Ruhe und Entspannung erreichen. Die Praxis des bewussten Atmens hilft dem Einzelnen, sich seiner Körperempfindungen bewusster zu werden, fördert eine tiefere Verbindung zu sich selbst und fördert das allgemeine Wohlbefinden.

Der Akt des Atmens wird oft als selbstverständlich angesehen, ist aber ein wirksames Mittel, um Stress abzubauen und die Entspannung zu fördern. Stress und Angst können zu einer flachen, schnellen Atmung führen, die wiederum das Gefühl von Anspannung und Unbehagen verschlimmern kann. Indem wir den Atem bewusst verlangsamen und vertiefen, können wir die Entspannungsreaktion des

Körpers aktivieren. Diese Reaktion, die auch als parasympathisches Nervensystem bekannt ist, hilft, die Herzfrequenz zu senken, den Blutdruck zu senken und den Geist zu beruhigen. Für Senioren, die aufgrund verschiedener altersbedingter Herausforderungen mit erhöhtem Stress und Angstzuständen konfrontiert sein können, kann die Beherrschung von Atemtechniken besonders vorteilhaft sein. Diese Techniken bieten eine natürliche und zugängliche Möglichkeit, das Nervensystem zu beruhigen und ein Gefühl der inneren Ruhe zu schaffen.

Einer der Hauptvorteile von Atemtechniken in der somatischen Therapie ist ihre Fähigkeit, die Entspannung zu fördern. Wenn wir uns auf unseren Atem konzentrieren, lenken wir unsere Aufmerksamkeit auf den gegenwärtigen Moment, was hilft, den Geist zu beruhigen und geistiges Geschwätz zu reduzieren. Dieses achtsame Gewahrsein kann den Griff ängstlicher Gedanken verringern und einen Zustand der Ruhe fördern. Zum Beispiel fördert eine einfache Übung wie die tiefe Zwerchfellatmung die volle Aktivierung des Zwerchfells, was zu einem effizienteren und entspannteren Atemmuster führt. Diese Art der Atmung verbessert nicht nur den Sauerstofffluss im Körper, sondern signalisiert dem Gehirn auch, dass es sicher ist, sich zu entspannen.

In der somatischen Therapie werden verschiedene Atemübungen eingesetzt, um die Entspannung und den Stressabbau zu unterstützen. Eine solche Übung heißt "4-7-8 Atmung". Bei dieser Technik wird das tiefe Einatmen durch die Nase für eine Zählung bis vier, das Anhalten des Atems für eine Zählung bis sieben und das langsame Ausatmen durch den Mund für eine Zählung bis acht beinhaltet. Dieses Muster hilft, den Atem zu regulieren und kann schnell einen Zustand der Entspannung herbeiführen. Senioren können diese Technik üben, wenn sie sich gestresst oder ängstlich fühlen, und sie als Werkzeug verwenden, um ein Gefühl der Ruhe wiederherzustellen.

Eine weitere effektive Atemübung ist die "Box Breathing", auch bekannt als "Square Breathing". Bei dieser Übung geht es darum, bis vier einzuatmen, den Atem bis vier anzuhalten, bis vier auszuatmen und dann den Atem wieder bis vier anzuhalten. Die Wiederholung dieses Zyklus hilft, den Atem zu stabilisieren und das Nervensystem zu beruhigen. Die Box-Atmung kann besonders vor dem Schlafengehen oder in Momenten akuten Stresses hilfreich sein, da sie eine strukturierte Möglichkeit bietet, sich zu zentrieren und die Entspannung zu fördern.

Die "Alternate Nostril Breathing" ist eine weitere wertvolle Technik in der somatischen Therapie. Bei dieser Übung schließt man ein Nasenloch und atmet tief durch das andere ein, wechselt dann das Nasenloch und atmet durch die gegenüberliegende Seite aus. Diese Praxis kann die Energie des Körpers ausgleichen und ein Gefühl der Harmonie zwischen Geist und Körper schaffen. Für Senioren kann die alternative Nasenlochatmung ein beruhigendes Ritual sein, das sie in ihren Alltag integrieren können, um Stress zu bewältigen und die geistige Klarheit zu verbessern.

Diese Atemtechniken sind nicht nur wirksam beim Stressabbau und zur Förderung der Entspannung, sondern spielen auch eine entscheidende Rolle bei der Behandlung chronischer Schmerzen. Schmerzen können dazu führen, dass sich der Körper anspannt, was zu flacher Atmung und verstärktem Unwohlsein führt. Durch tiefes, achtsames Atmen können Senioren Muskelverspannungen lösen und die Fähigkeit ihres Körpers verbessern, mit Schmerzen umzugehen. Dies wiederum unterstützt eine größere Mobilität und eine höhere Lebensqualität.

Nehmen wir die Geschichte von Anna, einer 75-jährigen Frau, die unter chronischen Schulterschmerzen litt. Traditionelle Behandlungen brachten nur begrenzte Linderung, aber durch die somatische Therapie lernte Anna, tiefe Atemtechniken anzuwenden, um ihre Schmerzen zu bewältigen. Durch regelmäßiges Üben der Zwerchfellatmung bemerkte sie eine deutliche Verringerung ihrer Schulterverspannungen und eine Verbesserung ihres allgemeinen Komforts. In ähnlicher Weise fand George, ein 82-jähriger Mann, der mit Angstzuständen zu kämpfen hat, Trost in der 4-7-8-Atemtechnik. Diese einfache Übung half ihm, seinen Geist zu beruhigen und seine Angstzustände zu reduzieren, was sein Wohlbefinden steigerte.

Atemtechniken sind ein Eckpfeiler der somatischen Therapie und bieten Senioren ein wirksames Mittel, um Stress zu bewältigen, die Entspannung zu fördern und ihre körperliche und emotionale Gesundheit zu verbessern. Durch die Integration dieser Praktiken in ihr tägliches Leben können Senioren mehr Leichtigkeit und Freude erfahren und den Weg für einen lebendigeren und erfüllenderen Alterungsprozess ebnen. Egal, ob es sich um chronische Schmerzen, Mobilitätsprobleme oder emotionale Herausforderungen handelt, der Atem bietet einen sanften und zugänglichen Weg zu mehr Wohlbefinden.

Achtsamkeit und Meditation für Senioren

Achtsamkeit und Meditation sind integrale Bestandteile der somatischen Therapie und bieten tiefgreifende Vorteile für Senioren, die ihr körperliches und emotionales Wohlbefinden verbessern möchten. Durch die Förderung eines erhöhten Bewusstseins für den gegenwärtigen Moment helfen diese Praktiken dem Einzelnen, sich mit seinem Körper zu verbinden, Stress zu bewältigen und ein Gefühl des inneren Friedens zu kultivieren. Im Rahmen der somatischen Therapie stellen Achtsamkeit und Meditation wertvolle Werkzeuge dar, die andere therapeutische Techniken ergänzen und die Gesamtwirksamkeit der Therapie erhöhen.

Die Vorteile von Achtsamkeit und Meditation in der somatischen Therapie sind vielfältig. Achtsamkeit, die Praxis, dem gegenwärtigen Moment bewusste Aufmerksamkeit zu schenken, ohne zu urteilen, hilft Senioren, ein tieferes Bewusstsein für ihre körperlichen

Empfindungen, Emotionen und Gedanken zu entwickeln. Dieses Bewusstsein ist entscheidend in der somatischen Therapie, bei der es darum geht, im Körper gespeicherte Spannungen zu verstehen und zu lösen. Durch das Üben von Achtsamkeit können sich Senioren besser auf die subtilen Signale ihres Körpers einstimmen, was es ihnen ermöglicht, Bereiche mit Unbehagen oder Stress zu erkennen und diese proaktiv anzugehen.

Meditation, eine Praxis, bei der es darum geht, den Geist zu fokussieren und Ablenkungen zu beseitigen, verbessert diesen Prozess weiter. Regelmäßige Meditation kann Senioren helfen, einen Zustand tiefer Entspannung zu erreichen und die physiologischen und psychologischen Auswirkungen von Stress zu reduzieren. Diese Entspannungsreaktion ist besonders vorteilhaft bei der Behandlung chronischer Schmerzen, da sie hilft, Muskelverspannungen zu senken und die Durchblutung zu verbessern, was die Heilung und den Komfort fördert. Darüber hinaus kann die durch Meditation gewonnene geistige Klarheit zu einer besseren Entscheidungsfindung und einer positiveren Lebenseinstellung führen, die für die Aufrechterhaltung der emotionalen Gesundheit in späteren Jahren unerlässlich sind.

Einer der wichtigsten Vorteile der Einbeziehung von Achtsamkeit und Meditation in die somatische Therapie ist ihre Fähigkeit, Stress abzubauen und das allgemeine Wohlbefinden zu verbessern. Chronischer Stress kann körperliche Beschwerden verschlimmern und die natürlichen Heilungsprozesse des Körpers behindern. Durch Achtsamkeit und Meditation können Senioren die Entspannungsreaktion des Körpers aktivieren und so den schädlichen Auswirkungen von Stress entgegenwirken. Dies wiederum unterstützt das Immunsystem, senkt den Blutdruck und verbessert die Schlafqualität, was zu einer verbesserten körperlichen Gesundheit beiträgt.

Darüber hinaus helfen Achtsamkeit und Meditation, einen positiven mentalen Zustand zu kultivieren. Für Senioren, die mit Angstzuständen, Depressionen oder kognitivem Verfall zu kämpfen haben, bieten diese Praktiken eine Möglichkeit, die Kontrolle über ihr mentales und emotionales Leben wiederzuerlangen. Achtsamkeit fördert ein nicht wertendes Bewusstsein für Gedanken und Gefühle und reduziert die Tendenz, über negative Erfahrungen nachzudenken. Meditation fördert ein Gefühl der inneren Ruhe und Konzentration, wodurch es einfacher wird, die täglichen Herausforderungen zu bewältigen und ein Gefühl der Ausgeglichenheit zu bewahren.

Um die praktische Anwendung von Achtsamkeit und Meditation in der somatischen Therapie zu veranschaulichen, betrachten wir die folgenden Beispiele von Übungen, die sich leicht in den Alltag integrieren lassen. Eine einfache Achtsamkeitsübung ist der Bodyscan, bei dem sich die Individuen systematisch auf verschiedene Teile ihres Körpers konzentrieren und Empfindungen von Anspannung oder Unbehagen bemerken. Diese Praxis hilft nicht nur, körperliche Spannungen zu lösen, sondern verbessert auch das

Körperbewusstsein, wodurch es einfacher wird, Problembereiche zu erkennen und anzugehen.

Eine weitere effektive Technik ist die achtsame Atmung. Indem sie genau auf den Atem achten, können sich Senioren im gegenwärtigen Moment verankern, Ängste abbauen und die Entspannung fördern. Diese Übung kann überall und jederzeit durchgeführt werden, was sie zu einem vielseitigen Werkzeug zur Stressbewältigung macht. Langsame, tiefe Atemzüge können helfen, das Nervensystem zu beruhigen und sofortige Linderung von Gefühlen der Überforderung oder Unruhe zu verschaffen.

Meditationsübungen, wie z. B. geführte Bilder, können ebenfalls von Vorteil sein. Bei dieser Praxis visualisieren die Individuen eine friedliche Szene oder Situation und tauchen in die sensorischen Details der Erfahrung ein. Dies kann ein Gefühl der Ruhe und Positivität erzeugen und dazu beitragen, Stress abzubauen und die Stimmung zu verbessern. Geführte Bilder können besonders nützlich für Senioren sein, die Schwierigkeiten haben, ihren Geist zur Ruhe zu bringen, da sie einen strukturierten Fokus für ihre Meditationspraxis bieten.

Zum Beispiel fand Eleanor, eine 68-jährige Frau, die unter chronischen Arthritis-Schmerzen leidet, eine deutliche Linderung durch tägliche Achtsamkeitspraxis. Durch regelmäßige Bodyscans und achtsames Atmen konnte sie ihre Schmerzen reduzieren und ihre Beweglichkeit verbessern. In ähnlicher Weise entdeckte George, ein 75-jähriger Mann, der mit Angstzuständen und Schlafstörungen zu kämpfen hat, dass Meditation ihm half, besser zu schlafen und einen entspannteren Geisteszustand zu erreichen. Diese Praktiken verbesserten nicht nur sein emotionales Wohlbefinden, sondern wirkten sich auch positiv auf seine allgemeine Gesundheit und Lebensqualität aus.

Die Einbeziehung von Achtsamkeit und Meditation in die somatische Therapie gibt Senioren wirksame Werkzeuge an die Hand, um ihr körperliches und emotionales Wohlbefinden zu verbessern. Diese Praktiken bieten eine sanfte und dennoch effektive Möglichkeit, chronische Schmerzen zu behandeln, Stress abzubauen und die allgemeine Lebensqualität zu verbessern. Durch die Förderung einer tieferen Verbindung zwischen Geist und Körper helfen Achtsamkeit und Meditation Senioren, die Herausforderungen des Alterns leichter und widerstandsfähiger zu meistern. Während wir die Vorteile der somatischen Therapie weiter erforschen, wird klar, dass diese alten Praktiken eine zeitlose Relevanz haben und eine unschätzbare Unterstützung für ein lebendiges und erfülltes Leben bieten.

Somatische Übungen für Gleichgewicht und Koordination

Gleichgewicht und Koordination sind entscheidende Aspekte für den Erhalt von Unabhängigkeit und Lebensqualität, insbesondere im Alter. Somatische Übungen eignen sich hervorragend, um diese Bereiche zu verbessern, da sie sich auf die Verbesserung des Körperbewusstseins und der kontrollierten Bewegung konzentrieren. Diese Übungen sind sanft, achtsam und können auf die individuellen Bedürfnisse zugeschnitten werden, was sie ideal für Senioren macht, die ihr Gleichgewicht und ihre Koordination ohne das Risiko von Überanstrengung oder Verletzungen verbessern möchten.

Eines der Grundprinzipien somatischer Übungen ist die Betonung langsamer, bewusster Bewegungen. Dieser achtsame Ansatz ermöglicht es dem Einzelnen, genau darauf zu achten, wie sich sein Körper während jeder Übung anfühlt, und fördert so eine tiefere Verbindung zwischen Geist und Körper. Eine einfache, aber effektive somatische Übung für das Gleichgewicht besteht zum Beispiel darin, auf einem Fuß zu stehen und sich auf die Ausrichtung und die Empfindungen im Körper zu konzentrieren. Durch die langsame Verlagerung des Gewichts von einem Fuß auf den anderen können Senioren ihre Stabilität und Propriozeption verbessern – das Gefühl dafür, wo sich der Körper im Raum befindet. Im Laufe der Zeit hilft diese Übung, das Gleichgewicht zu verbessern und das Sturzrisiko zu verringern.

Eine weitere wertvolle somatische Übung ist die sitzende Beckenkippung, die sowohl die Koordination als auch die Rumpfkraft verbessern kann. Das Sitzen auf einem Stuhl mit den Füßen flach auf dem Boden, das sanfte Kippen des Beckens nach vorne und hinten beansprucht die Rumpfmuskulatur und fördert eine bessere Körperhaltung. Diese Bewegung hilft Senioren, sich ihrer Beckenausrichtung bewusster zu werden, die für die Aufrechterhaltung des Gleichgewichts beim Stehen und Gehen entscheidend ist. Darüber hinaus kann die Einbeziehung sanfter Arm- und Beinbewegungen während der Beckenneigung die Koordination weiter verbessern, indem das Bewusstsein für Ober- und Unterkörper integriert wird.

Die Bedeutung von Gleichgewicht und Koordination bei der Vermeidung von Stürzen kann nicht hoch genug eingeschätzt werden. Stürze sind eine der Hauptursachen für Verletzungen bei Senioren und können ihre Unabhängigkeit und Lebensqualität erheblich beeinträchtigen. Durch die Verbesserung des Gleichgewichts und der Koordination tragen somatische Übungen dazu bei, dieses Risiko zu mindern. Wenn Senioren einen ausgeprägten Gleichgewichtssinn entwickeln, sind sie besser gerüstet, um sich sicher in ihrer Umgebung zurechtzufinden, sei es beim Gehen auf unebenen Oberflächen, beim Treppensteigen oder einfach beim Bewegen in ihrem Zuhause. Die verbesserte Koordination sorgt für reibungslose und kontrollierte Bewegungen, wodurch die Wahrscheinlichkeit von Stolpern und Stolpern verringert wird.

Das regelmäßige Üben von somatischen Übungen kann zu spürbaren Verbesserungen der täglichen Aktivitäten führen. Bei einer sanften somatischen Übung, die als "Welle" bekannt ist, liegt man beispielsweise auf dem Rücken, die Knie gebeugt und die Füße flach auf dem Boden. Indem sie die Wirbelsäule langsam Wirbel für Wirbel auf und ab rollen, können Senioren die Flexibilität und Koordination der Wirbelsäule verbessern. Diese Übung hilft nicht nur beim Gleichgewicht, indem sie die Rumpfmuskulatur stärkt, sondern fördert auch die Entspannung und reduziert Verspannungen im Rücken, was zum allgemeinen Wohlbefinden beiträgt.

Zusätzlich zu diesen Übungen kann die Einbeziehung von achtsamen Gehübungen in den Alltag das Gleichgewicht und die Koordination weiter verbessern. Achtsames Gehen bedeutet, auf jeden Schritt genau zu achten, die Verbindung zwischen den Füßen und dem Boden zu spüren und eine aufrechte Haltung einzunehmen. Diese Praxis fördert einen gleichmäßigen Gang und hilft Senioren, sich besser auf die Bewegungen ihres Körpers einzustimmen, was für die Vermeidung von Stürzen unerlässlich ist.

Nehmen wir zum Beispiel die Geschichte von Betty, einer 76-jährigen Frau, die aufgrund eines schlechten Gleichgewichts häufig stürzte. Nachdem Betty somatische Übungen in ihre Routine aufgenommen hatte, bemerkte sie eine deutliche Verbesserung ihrer Stabilität. Einfache Aktivitäten wie das Stehen auf einem Fuß und achtsames Gehen halfen ihr, Vertrauen in ihre Bewegungen aufzubauen, und sie begann, sich in ihrem täglichen Leben sicherer zu fühlen. Ihr Sturzrisiko sank und sie gewann ein Gefühl von Unabhängigkeit und Freiheit zurück.

In ähnlicher Weise stellte Tom, ein 82-jähriger Mann mit Parkinson-Krankheit, fest, dass somatische Übungen seine Koordination stark verbesserten. Die langsamen, kontrollierten Bewegungen der somatischen

Therapie ermöglichten es ihm, sich auf die Empfindungen seines Körpers zu konzentrieren und seine Fähigkeit zu verbessern, seine Schritte und Bewegungen zu koordinieren. Infolgedessen erlebte Tom weniger Vorfälle von Stolpern und Stolpern, die zuvor ein häufiges Problem für ihn waren.

Diese Geschichten unterstreichen die Wirksamkeit somatischer Übungen bei der Förderung von Gleichgewicht und Koordination. Durch die Förderung einer achtsamen Verbindung zwischen Geist und Körper bietet die somatische Therapie Senioren die Werkzeuge, die sie benötigen, um die Herausforderungen des Alterns in Würde zu meistern. Bei regelmäßiger Übung verringern diese Übungen nicht nur das Sturzrisiko, sondern verbessern auch die allgemeine Mobilität und Lebensqualität und ermöglichen es Senioren, mit mehr Selbstvertrauen und Vitalität zu leben.

KAPITEL 4

Implementierung und Unterstützung durch das Pflegepersonal

Die Integration der somatischen Therapie in die Altenpflege kann die Art und Weise, wie wir unsere alternde Bevölkerung unterstützen, verändern und einen ganzheitlichen Ansatz bieten, der sowohl das körperliche als auch das emotionale Wohlbefinden berücksichtigt. Durch die Einbeziehung somatischer Praktiken können Pflegekräfte Senioren helfen, chronische Schmerzen zu bewältigen, die Mobilität zu verbessern und ihre allgemeine Lebensqualität zu verbessern. Die Vorteile der somatischen Therapie in diesen Umgebungen sind zahlreich und bieten ein sanftes, aber wirksames Mittel zur Förderung von Gesundheit und Glück bei älteren Erwachsenen.

Einer der Hauptvorteile der Implementierung der somatischen Therapie in der Altenpflege ist ihre Fähigkeit, chronische Schmerzen zu behandeln, ein häufiges Problem bei älteren Menschen. Traditionelle Schmerzbehandlungstechniken beruhen oft stark auf Medikamenten, die mit einer Vielzahl von Nebenwirkungen und Abhängigkeitspotenzial einhergehen können. Die somatische Therapie bietet eine Alternative, indem sie sich auf das Körperbewusstsein und sanfte Bewegungen konzentriert, um Verspannungen zu lösen und die Körperhaltung zu verbessern. Diese Techniken helfen, Schmerzen auf natürliche Weise zu lindern, so dass Senioren Erleichterung erfahren können, ohne dass übermäßige Medikamente erforderlich sind. Darüber hinaus kann die Praxis der somatischen Therapie Senioren dazu befähigen, sich besser auf ihren Körper einzustimmen, was ein Gefühl der Kontrolle und Selbstwirksamkeit im Umgang mit ihrer Gesundheit fördert.

Die verbesserte Mobilität ist ein weiterer wesentlicher Vorteil der Integration der somatischen Therapie in die Altenpflege. Mit zunehmendem Alter wird die Aufrechterhaltung körperlicher Aktivität immer wichtiger, um die Unabhängigkeit zu erhalten und Stürze zu vermeiden. Die somatische Therapie fördert achtsame Bewegungen, die die Flexibilität, das Gleichgewicht und die Koordination verbessern. In der Altenpflege können diese Übungen leicht an Personen mit unterschiedlicher Mobilität angepasst werden, um sicherzustellen, dass alle Bewohner teilnehmen und davon profitieren können. Dies hilft Senioren nicht nur, körperlich aktiv zu bleiben, sondern stärkt auch ihr Selbstvertrauen und verringert das Verletzungsrisiko.

Die somatische Therapie geht auch auf die emotionalen und psychologischen Bedürfnisse von Senioren ein, von denen viele mit Herausforderungen wie Angstzuständen, Depressionen und kognitivem Verfall konfrontiert sind. Der ganzheitliche Charakter der somatischen Therapie bedeutet, dass sie sich nicht nur auf den Körper, sondern auch auf den Geist konzentriert. Techniken wie Atemarbeit und Achtsamkeit können eine beruhigende Wirkung auf das Nervensystem haben und helfen, Angstzustände zu lindern und die Stimmung zu verbessern. Für Senioren, die mit kognitivem Verfall zu kämpfen haben, können somatische Übungen, die das Körperbewusstsein und die achtsame Bewegung fördern, die kognitive Funktion und das Gedächtnis verbessern. Dieser duale Ansatz, der sowohl die körperliche als auch die emotionale Gesundheit berücksichtigt, macht die somatische Therapie zu einem unschätzbaren Instrument in der Altenpflege.

Die Anpassung der somatischen Therapie an unterschiedliche Pflegeumgebungen, wie z. B. Pflegeheime und Einrichtungen für betreutes Wohnen, ist sowohl praktisch als auch vorteilhaft. In Pflegeheimen, in denen die Bewohner einen höheren Pflegebedarf haben, kann die somatische Therapie auf verschiedene körperliche Einschränkungen zugeschnitten werden. Sanfte Übungen können im Sitzen oder sogar im Liegen durchgeführt werden, so dass alle Bewohner, unabhängig von ihrer Mobilität, teilnehmen können. Pflegekräfte können Gruppensitzungen leiten oder Einzelbetreuung anbieten und so individuell auf die Bedürfnisse jedes Bewohners eingehen. Diese Anpassungsfähigkeit macht die somatische Therapie in Pflegeheimen zugänglich und effektiv, wo sie die Lebensqualität der Bewohner erheblich verbessern kann.

In Einrichtungen des betreuten Wohnens, in denen die Bewohnerinnen und Bewohner in der Regel mehr Selbstständigkeit haben, kann die somatische Therapie in den Tagesablauf und die Freizeitaktivitäten integriert werden. Gruppenkurse können regelmäßig stattfinden und bieten eine soziale Komponente, die die Interaktion und den Aufbau einer Gemeinschaft unter den Bewohnern fördert. Diese Kurse können eine Vielzahl von somatischen Praktiken umfassen, von sanftem Yoga und Tai Chi bis hin zu Achtsamkeitsmeditation und Atemarbeit, die auf unterschiedliche Interessen und Fähigkeiten zugeschnitten sind. Indem sie die somatische Therapie zu einem regelmäßigen Bestandteil des Zeitplans machen, können Einrichtungen für betreutes Wohnen eine Kultur des Wohlbefindens und ein proaktives Gesundheitsmanagement bei ihren Bewohnern fördern.

In einem Pflegeheim beispielsweise, in dem viele Bewohner mit chronischen Schmerzen und eingeschränkter Mobilität zu kämpfen hatten, führte die Einführung der somatischen Therapie zu spürbaren Verbesserungen. Die Bewohner berichteten von reduzierten Schmerzen, erhöhter Flexibilität und einem größeren Wohlbefinden. Die Betreuer beobachteten auch, dass die Bewohner sich stärker und aktiver in ihren täglichen Aktivitäten engagierten, was die positiven Auswirkungen der Therapie auf die körperliche und emotionale Gesundheit hervorhebt.

In einer Einrichtung für betreutes Wohnen wurden somatische Gruppentherapiesitzungen zu einem beliebten und erwarteten Bestandteil des Wochenplans. Die Bewohner genossen den sozialen Aspekt des Unterrichts und spürten ein Gefühl der Kameradschaft, als sie zusammen übten. Die Übungen halfen ihnen, aktiv und mobil zu bleiben, das Auftreten von Stürzen zu reduzieren und ihre allgemeine Lebensqualität zu verbessern. Die Einrichtung stellte einen Rückgang des Bedarfs an Schmerzmitteln bei den Teilnehmern fest, was die Wirksamkeit der somatischen Therapie bei der natürlichen Behandlung chronischer Schmerzen unterstreicht.

Diese Beispiele zeigen, wie die somatische Therapie in verschiedenen Einrichtungen der Seniorenpflege erfolgreich umgesetzt werden kann und einen umfassenden Ansatz für Gesundheit und Wohlbefinden bietet. Durch die Konzentration auf Körper und Geist hilft die somatische Therapie Senioren, Schmerzen zu bewältigen, die Mobilität zu verbessern und emotionale Herausforderungen zu bewältigen, was letztendlich zu einem lebendigeren und erfüllteren Leben führt. Da Pflegekräfte und medizinisches Fachpersonal somatische Praktiken weiterhin erforschen und anwenden, ist das Potenzial zur

Verbesserung der Lebensqualität unserer alternden Bevölkerung immens.

Schulung von Pflegekräften und medizinischem Fachpersonal in der somatischen Therapie

Die Schulung von Pflegekräften und medizinischem Fachpersonal in somatischer Therapie ist ein wichtiger Schritt, um sicherzustellen, dass Senioren die bestmögliche Versorgung erhalten. Mit der Alterung der Bevölkerung wächst die Nachfrage nach effektiven, mitfühlenden Pflegestrategien. Indem wir diejenigen, die direkt mit Senioren arbeiten, mit den Fähigkeiten und Kenntnissen der somatischen Therapie ausstatten, können wir die Lebensqualität älterer Erwachsener verbessern. Pflegekräfte und medizinisches Fachpersonal, die die Prinzipien und Techniken der somatischen Therapie verstehen, können eine ganzheitlichere und einfühlsamere Pflege bieten, die nicht nur auf die körperlichen, sondern auch auf die emotionalen und psychologischen Bedürfnisse von Senioren eingeht.

Einer der Hauptgründe für die Schulung von Pflegekräften und medizinischem Fachpersonal in somatischer Therapie besteht darin, sie in die Lage zu versetzen, die chronischen Schmerzen und

Mobilitätsprobleme, mit denen viele Senioren konfrontiert sind, besser zu bewältigen. Chronische Schmerzen können lähmend sein und zu einer verminderten Aktivität und einer geringeren Lebensqualität führen. Wenn Pflegekräfte und Gesundheitsdienstleister in somatischen Techniken geschult sind, können sie Senioren helfen, Schmerzen durch sanfte Bewegungen, Atemarbeit und Körperwahrnehmungsübungen zu lindern. Dies verbessert nicht nur die körperliche Gesundheit, sondern steigert auch das emotionale Wohlbefinden von Senioren, da sie mehr Kontrolle über ihren Körper und ihre Gesundheit haben.

Darüber hinaus kommt die Ausbildung in somatischer Therapie den Pflegekräften und den Angehörigen der Gesundheitsberufe selbst zugute. Die Art ihrer Arbeit kann körperlich und emotional anstrengend sein und oft zu Burnout führen. Durch das Erlernen somatischer Praktiken können Pflegekräfte und Gesundheitsdienstleister diese Techniken auch für ihre Selbstfürsorge nutzen. Die Prinzipien der somatischen Therapie, wie Achtsamkeit und Körperbewusstsein, können ihnen helfen, ihr Stressniveau zu bewältigen, ihre eigene körperliche Gesundheit zu verbessern und ihre emotionale Widerstandsfähigkeit zu stärken. Dieser doppelte Nutzen schafft ein positiveres Pflegeumfeld, in dem sowohl die Pflegekräfte als auch die von ihnen Betreuten gedeihen können.

Nehmen wir den Fall von Linda, einer Krankenschwester, die in einer Senioreneinrichtung arbeitet. Vor ihrer Ausbildung zur somatischen Therapie fühlte sich Linda oft von den körperlichen und emotionalen Anforderungen ihres Jobs überfordert. Nach dem Besuch eines umfassenden Trainingsprogramms begann sie jedoch, somatische Techniken in ihren Alltag zu integrieren. Sie bemerkte nicht nur eine Verbesserung ihres eigenen Wohlbefindens, sondern auch ihre Patienten reagierten positiv. Lindas neu erworbene Fähigkeiten ermöglichten es ihr, ihren Patienten zu helfen, ihre Schmerzen effektiver zu bewältigen und ihre Mobilität zu verbessern, was zu einer spürbaren Steigerung ihrer allgemeinen Lebensqualität führte.

Es gibt verschiedene Schulungsprogramme und Ressourcen für diejenigen, die sich für das Erlernen der somatischen Therapie interessieren. Diese Programme beinhalten oft eine Mischung aus theoretischem Wissen und praktischen Anwendungen, um sicherzustellen, dass die Teilnehmer ein umfassendes Verständnis der somatischen Prinzipien und Techniken erlangen. Workshops, Online-Kurse und Zertifizierungsprogramme bieten Pflegekräften und medizinischem Fachpersonal zugängliche Möglichkeiten, sich mit der somatischen Therapie vertraut zu machen. Viele dieser Programme bieten Weiterbildungspunkte an, was sie zu einer attraktiven Option für Fachleute macht, die ihre Fähigkeiten und Qualifikationen verbessern möchten.

Zum Beispiel bietet das Somatic Experiencing Trauma Institute eine Reihe von Schulungsprogrammen an, die den Praktizierenden beibringen sollen, wie sie mit den natürlichen Heilungsprozessen des Körpers arbeiten können. Diese Programme eignen sich für eine Vielzahl von Fachleuten, darunter Krankenschwestern, Physiotherapeuten und Ergotherapeuten. Eine weitere hervorragende Ressource ist die Feldenkrais Guild of North America, die Schulungen in der Feldenkrais-Methode anbietet, einem somatischen Ansatz, der sich auf die Verbesserung von Bewegung und Funktion durch erhöhte Selbstwahrnehmung konzentriert. Darüber hinaus bieten viele Universitäten und Hochschulen im Rahmen ihrer Weiterbildungsprogramme für medizinisches Fachpersonal Kurse und Workshops in somatischer Therapie an.

Die Ausbildung von Pflegekräften und medizinischem Fachpersonal in somatischer Therapie führt letztendlich zu einer besseren Versorgung von Senioren. Durch die Integration somatischer Praktiken in ihre Pflegeroutinen können diese Fachleute Senioren helfen, chronische Schmerzen zu bewältigen, ihre Mobilität zu verbessern und ihre allgemeine Lebensqualität zu verbessern. Die Vorteile der somatischen Therapie gehen über die Senioren selbst hinaus und wirken sich positiv auf das Wohlbefinden von Pflegekräften und Gesundheitsdienstleistern aus. Da wir weiterhin nach ganzheitlichen und mitfühlenden Ansätzen für die Altenpflege suchen, zeichnet sich die somatische Therapie als wirksames Instrument zur Förderung von Gesundheit, Vitalität und Verbundenheit in der alternden Bevölkerung aus.

Schaffung eines unterstützenden Umfelds für die somatische Therapie

Die Schaffung eines unterstützenden Umfelds für die somatische Therapie ist unerlässlich, um sicherzustellen, dass Senioren in vollem Umfang von diesem ganzheitlichen Ansatz profitieren können. Die Umgebung spielt eine entscheidende Rolle bei der Förderung von Entspannung, Sicherheit und Offenheit, die alle für eine effektive somatische Therapie notwendig sind. Ein gut durchdachter Raum kann die therapeutische Erfahrung erheblich verbessern und es den Senioren ermöglichen, sich wohler und empfänglicher für die Therapie zu fühlen.

Um einen sicheren und komfortablen Raum für die somatische Therapie zu schaffen, ist es wichtig, mehrere Faktoren zu berücksichtigen. In erster Linie sollte die physische Umgebung einladend und frei von Ablenkungen sein. Ein ruhiger Raum mit sanfter Beleuchtung und bequemen Sitzgelegenheiten kann einen großen Unterschied machen. Es ist auch von Vorteil, beruhigende Farben und natürliche Elemente wie Pflanzen oder Wasserspiele zu verwenden, um eine beruhigende Atmosphäre zu schaffen. Wenn Sie sicherstellen, dass der Raum frei von Unordnung und Lärm ist, können sich Senioren ohne Unterbrechungen auf ihre körperlichen Empfindungen konzentrieren.

Das emotionale Umfeld ist ebenso wichtig. Die Schaffung eines Gefühls von Vertrauen und Sicherheit ist für Senioren von entscheidender Bedeutung, um sich bei der Erforschung ihrer körperlichen Empfindungen und Emotionen wohl zu fühlen. Dies kann durch eine herzliche und einfühlsame Herangehensweise von Pflegekräften und Therapeuten erreicht werden. Aktives Zuhören, sanfte Ermutigung und respektvolle Kommunikation sind Schlüsselkomponenten beim Aufbau dieses unterstützenden emotionalen Raums. Es ist auch wichtig, die individuellen Bedürfnisse und Vorlieben jedes Seniors zu respektieren, damit er das Gefühl hat, die Kontrolle über seinen therapeutischen Weg zu haben.

Die Anpassung der somatischen Therapie an verschiedene Umgebungen, wie z. B. häusliche Pflege oder Gemeindezentren, erfordert eine durchdachte Planung und Flexibilität. In einer häuslichen Pflegeeinrichtung kann die Schaffung eines unterstützenden Umfelds die Einrichtung eines ausgewiesenen Bereichs für Therapiesitzungen beinhalten. Dabei kann es sich um eine ruhige Ecke eines Wohnzimmers oder ein Gästezimmer handeln, das in einen beruhigenden Raum verwandelt werden kann. Die Personalisierung des Bereichs mit vertrauten und beruhigenden Gegenständen wie Lieblingsdecken oder -fotos kann dazu beitragen, dass sich Senioren wohler fühlen.

In Gemeindezentren, in denen der Raum geteilt und weniger privat genutzt werden kann, ist es wichtig, Wege zu finden, um ein Gefühl von Privatsphäre und Komfort zu schaffen. Dies kann die Verwendung von tragbaren Bildschirmen oder Trennwänden beinhalten, um eine intimere Umgebung zu schaffen. Die Planung von Sitzungen zu ruhigeren Tageszeiten kann ebenfalls dazu beitragen, Ablenkungen zu minimieren. Darüber hinaus können Gemeindezentren von somatischen Gruppentherapiesitzungen profitieren, in denen sich Senioren gegenseitig unterstützen und ermutigen können, um ein Gemeinschaftsgefühl und gemeinsame Erfahrungen zu fördern.

Nehmen wir zum Beispiel den Fall von Alice, einer 85-jährigen Frau, die in einem belebten Gemeindezentrum lebt. Anfangs fiel es Alice aufgrund des Lärms und der Aktivität um sie herum schwer, sich während der somatischen Therapiesitzungen zu konzentrieren. Durch die Einrichtung eines ruhigen Raumes mit sanftem Licht und die Verwendung von tragbaren Trennwänden wurde die Umgebung für ihre Therapie viel förderlicher. Alice fühlte sich entspannter und konnte sich tiefer auf die Therapie einlassen, was zu einer deutlichen Verbesserung ihrer Mobilität und ihres emotionalen Wohlbefindens führte.

In ähnlicher Weise kann die Anpassung der Umgebung für die somatische Therapie in einer häuslichen Pflegeumgebung tiefgreifende Auswirkungen haben. Nehmen wir den Fall von George, einem 78-jährigen Mann mit chronischer Arthritis. Seine Pflegekraft richtete sich eine gemütliche Ecke in seinem Wohnzimmer ein, komplett mit seinem Lieblingssessel, sanftem Licht und beruhigender Musik. Dieser personalisierte Raum gab George ein Gefühl der Sicherheit und des Wohlbefindens, so dass er sich voll und ganz auf die Therapie einlassen konnte. Im Laufe der Zeit hatte George weniger Schmerzen und eine größere Mobilität, was seine allgemeine Lebensqualität verbesserte.

Diese Beispiele verdeutlichen, wie wichtig es ist, ein unterstützendes Umfeld zu schaffen, das auf die Bedürfnisse und Vorlieben von Senioren zugeschnitten ist. Ob in einer häuslichen Pflegeeinrichtung oder in einem Gemeindezentrum, eine durchdachte Planung und Liebe zum Detail können einen erheblichen Unterschied in der Wirksamkeit der somatischen Therapie ausmachen. Durch die Förderung einer sicheren, komfortablen und unterstützenden Umgebung können Pflegekräfte und Therapeuten Senioren helfen, chronische Schmerzen zu bewältigen, ihre Mobilität zu verbessern und ihre Lebensqualität durch somatische Therapie zu verbessern.

Die Schaffung eines unterstützenden Umfelds ist ein entscheidender Aspekt der somatischen Therapie für Senioren. Durch die Berücksichtigung sowohl der physischen als auch der emotionalen Aspekte der Umgebung und durch die Anpassung des Raums an verschiedene Umgebungen können Pflegekräfte und Therapeuten sicherstellen, dass sich Senioren sicher, wohl und umfassend unterstützt fühlen. Dies wiederum verbessert die therapeutische Erfahrung und hilft Senioren, bessere Ergebnisse zu erzielen, was zu einem schmerzfreien Leben und einem lebendigen Altern führt.

Fallbeispiele: Erfolgreiche Implementierung der somatischen Therapie in der Altenpflege

Die Implementierung der somatischen Therapie in der Altenpflege hat bemerkenswerte Erfolge gezeigt, wobei zahlreiche Fallstudien aus der Praxis ihre Wirksamkeit belegen. Einer dieser Fälle betrifft eine Senioreneinrichtung, in der eine Bewohnerin namens Margaret, 78 Jahre alt, mit schwerer Arthritis zu kämpfen hatte. Ihre Schmerzen waren so lähmend, dass sie ihre Mobilität erheblich einschränkten und ihre Lebensqualität beeinträchtigten. Traditionelle Schmerztherapieansätze brachten nur eine minimale Linderung. Die Einführung der somatischen Therapie markierte einen Wendepunkt.

Margarets somatische Therapiesitzungen begannen mit sanften Körperscans, bei denen sie lernte, sich auf verschiedene Teile ihres Körpers zu konzentrieren und Empfindungen ohne Urteil wahrzunehmen. Diese Achtsamkeitspraxis half ihr, Spannungsfelder zu erkennen. Im Laufe der Zeit führte sie langsame, bewusste Bewegungen aus, um die Beweglichkeit der Gelenke zu erhöhen und Schmerzen zu lindern. Techniken wie die Feldenkrais-Methode und sanftes Yoga wurden integriert, wobei der Schwerpunkt auf sanften, fließenden Bewegungen liegt, die die Grenzen ihres Körpers respektieren.

Die Ergebnisse waren tiefgreifend. Margaret berichtete von einer signifikanten Abnahme der Schmerzen und einer Verbesserung ihres Bewegungsumfangs. Sie konnte sich freier bewegen, an sozialen Aktivitäten teilnehmen und ein größeres Gefühl der Unabhängigkeit genießen. Die emotionalen Vorteile waren ebenso frappierend; Mit weniger Schmerzen verbesserte sich ihre Stimmung und sie erlebte weniger Angstzustände und Depressionen.

Eine weitere überzeugende Fallstudie stammt aus einer Seniorenwohngemeinschaft, in der einer Gruppe von Bewohnern, die mit verschiedenen altersbedingten Herausforderungen zu kämpfen haben, die somatische Therapie vorgestellt wurde. John, ein 82-jähriger Bewohner, hatte mit chronischen Rückenschmerzen und den damit verbundenen Mobilitätsproblemen zu kämpfen. Sein Therapeut nutzte eine Kombination aus Alexander-Technik und Atemübungen, um seine Bedenken auszuräumen. Durch diese Sitzungen lernte John, seine Haltung und Bewegungsmuster anzupassen und so die Belastung seines Rückens zu reduzieren.

Johns Fortschritte waren bemerkenswert. Innerhalb weniger Wochen bemerkte er eine deutliche Verringerung der Schmerzen und eine Steigerung seiner Fähigkeit, sich bequem zu bewegen. Die somatischen Therapiesitzungen beinhalteten auch Achtsamkeitspraktiken, die John halfen, Stress zu bewältigen und sein allgemeines psychisches Wohlbefinden zu verbessern. Die Verbesserung seines körperlichen und emotionalen Zustands war so bedeutend, dass John begann, Gruppenaktivitäten zu leiten und Mitbewohner zur Teilnahme an einer somatischen Therapie zu inspirieren.

Die Vorteile der somatischen Therapie gehen über körperliche Verbesserungen hinaus. Denken Sie an die Geschichte von Helen, einer 76-jährigen Bewohnerin eines Seniorenheims, die nach dem Verlust ihres Ehemanns unter Angstzuständen und leichten Depressionen litt. Ihr somatischer Therapeut führte sie in eine Reihe von sanften Bewegungen und Erdungsübungen ein, die darauf abzielten, sie wieder mit ihrem Körper zu verbinden und ihren Geist zu beruhigen. Techniken wie progressive Muskelentspannung und achtsames Gehen waren wichtige Bestandteile ihrer Therapie.

Helens Reise mit der somatischen Therapie führte zu beeindruckenden Ergebnissen. Sie stellte fest, dass die Konzentration auf ihre körperlichen Empfindungen während der Übungen ihr half, sich von aufdringlichen Gedanken und Gefühlen der Traurigkeit abzulenken. Allmählich ließ ihre Angst nach und sie fühlte sich wohler und hatte ihre Emotionen unter Kontrolle. Helens verbesserter emotionaler Zustand wirkte sich positiv auf ihre sozialen Interaktionen aus und führte zu neuen Freundschaften und einem neuen Gemeinschaftsgefühl innerhalb des Pflegeheims.

Diese Fallstudien veranschaulichen die vielfältigen Anwendungen und Vorteile der somatischen Therapie in der Altenpflege. Unabhängig davon, ob es sich um chronische Schmerzen, Mobilitätsprobleme oder emotionale Herausforderungen handelt, bietet die somatische Therapie einen ganzheitlichen und unterstützenden Ansatz zur Verbesserung der Lebensqualität von Senioren. Die jeweils spezifischen Techniken und Übungen, die auf die individuellen Bedürfnisse zugeschnitten sind, unterstreichen die Anpassungsfähigkeit und Wirksamkeit der somatischen Therapie.

Für Pflegekräfte und medizinisches Fachpersonal bieten diese Geschichten wertvolle Einblicke in die praktische Umsetzung der somatischen Therapie. Durch die Einbeziehung von Körperbewusstsein, sanften Bewegungen und Achtsamkeitsübungen können sie Senioren helfen, signifikante Verbesserungen sowohl des körperlichen als auch des emotionalen Wohlbefindens zu erzielen. Der Erfolg dieser Fallstudien ist ein Beweis für die Kraft der somatischen Therapie und weckt Vertrauen und Hoffnung in ihr Potenzial, die Altenpflege zu verändern.

KAPITEL 5

Fazit und zukünftige Ausrichtung

Mit Blick auf die Zukunft der Altenpflege zeichnet sich die somatische Therapie als vielversprechender und innovativer Ansatz aus, der das Wohlbefinden älterer Erwachsener erheblich steigern kann. Die alternde Bevölkerung wächst rasant und mit ihr steigt die Nachfrage nach effektiven, ganzheitlichen Gesundheitslösungen. Die somatische Therapie mit ihrem Schwerpunkt auf der Verbindung zwischen Geist und Körper und sanften, unterstützenden Techniken ist einzigartig positioniert, um diese Bedürfnisse zu erfüllen. Während wir die somatische Therapie weiter erforschen und in die Altenpflege integrieren, können wir uns eine Zukunft vorstellen, in der ältere Erwachsene eine verbesserte Mobilität, weniger Schmerzen und eine verbesserte Lebensqualität genießen.

Die Integration der somatischen Therapie in die Gesundheitssysteme und -politiken ist ein entscheidender Schritt, um diese Vision Wirklichkeit werden zu lassen. Damit die somatische Therapie zu einem Standardbestandteil der Seniorenversorgung wird, muss sie von Angehörigen der Gesundheitsberufe, Institutionen und politischen Entscheidungsträgern anerkannt und unterstützt werden. Das bedeutet, sich für die Einbeziehung der somatischen Therapie in medizinische Ausbildungsprogramme einzusetzen und sicherzustellen, dass die Gesundheitsdienstleister über ihre Vorteile und Anwendungen aufgeklärt werden. Es geht auch darum, mit Versicherungsgesellschaften und politischen Entscheidungsträgern zusammenzuarbeiten, um die Kostenübernahme für somatische Therapiesitzungen zu sichern und sie für Senioren zugänglich und erschwinglich zu machen.

Um die somatische Therapie erfolgreich in die bestehenden Gesundheitssysteme zu integrieren, ist Zusammenarbeit der Schlüssel. Gesundheitsdienstleister, Therapeuten und Pflegekräfte müssen zusammenarbeiten, um umfassende Pflegepläne zu erstellen, die die somatische Therapie neben anderen Behandlungen umfassen. Zum Beispiel kann ein Senior, der wegen Mobilitätsproblemen Physiotherapie erhält, auch von somatischen Therapiesitzungen profitieren, um zugrunde liegende Spannungen und Stress anzugehen und eine ganzheitlichere Genesung zu fördern. Dieser kollaborative Ansatz stellt sicher, dass Senioren eine umfassende Betreuung erhalten, die sowohl ihren körperlichen als auch ihren emotionalen Bedürfnissen gerecht wird.

Innovative Ansätze für die somatische Therapie in der Altenpflege zeichnen sich bereits ab und geben einen Ausblick auf die Zukunft. Ein solcher Ansatz ist der Einsatz von Technologie, um die Durchführung der somatischen Therapie zu verbessern. Virtual Reality (VR) und Augmented Reality (AR) werden als Werkzeuge erforscht, um Senioren auf ansprechende und interaktive Weise durch somatische Übungen zu führen. Stellen Sie sich vor, ein Senior nimmt an einer VR-Sitzung teil, in der er sanft durch Bewegungen und Achtsamkeitsübungen geführt wird, während er in eine beruhigende, virtuelle Umgebung eintaucht. Dies macht nicht nur die Therapie angenehmer, sondern erhöht auch die Zugänglichkeit für diejenigen, die Schwierigkeiten haben, an persönlichen Sitzungen teilzunehmen.

Eine weitere vielversprechende Innovation ist die Entwicklung von gemeindebasierten somatischen Therapieprogrammen. Diese Programme bringen Gruppen von Senioren zusammen, um an somatischen Therapiesitzungen teilzunehmen und so das Gemeinschaftsgefühl und die soziale Verbundenheit zu fördern. Gruppensettings können besonders für ältere Erwachsene von Vorteil sein, da sie die Möglichkeit bieten, Erfahrungen auszutauschen und sich gegenseitig zu unterstützen. Darüber hinaus können Community-Programme in lokalen Seniorenzentren, Seniorengemeinschaften oder sogar online angeboten werden, um sie für eine Vielzahl von Personen zugänglich zu machen.

Neben technologischen Fortschritten und Gemeinschaftsprogrammen werden personalisierte somatische Therapiepläne immer häufiger. Diese Pläne berücksichtigen die individuellen Bedürfnisse, Vorlieben und Gesundheitszustände einer Person und stellen sicher, dass die Therapie auf ihre spezifische Situation zugeschnitten ist. Zum Beispiel könnte ein Senior mit Arthritis einen maßgeschneiderten somatischen Therapieplan erhalten, der sanfte Bewegungen umfasst, um Gelenkschmerzen zu reduzieren und die Flexibilität zu verbessern. Die Personalisierung erhöht nicht nur die Wirksamkeit der Therapie, sondern macht sie auch für den Einzelnen angenehmer und nachhaltiger.

Nehmen wir zum Beispiel ein Pilotprogramm in einer Seniorengemeinschaft, das somatische Therapie mit traditioneller medizinischer Versorgung integrierte. Die Assistenzärzte nahmen an wöchentlichen somatischen Therapiesitzungen teil, und die Ergebnisse waren bemerkenswert. Viele berichteten über eine signifikante Verringerung chronischer Schmerzen, eine verbesserte Mobilität und ein gesteigertes emotionales Wohlbefinden. Der Erfolg dieses Programms führte zu seiner Ausweitung und bot anderen Gemeinden Hoffnung und Inspiration, ähnliche Modelle zu übernehmen.

Während wir die Rolle der somatischen Therapie in der Altenpflege weiter erforschen und ausbauen, ist klar, dass die Zukunft ein immenses Potenzial birgt.

Durch die Integration der somatischen Therapie in die Gesundheitssysteme, die Einführung innovativer Ansätze und die Priorisierung der personalisierten Versorgung können wir eine hellere und gesündere Zukunft für unsere alternde Bevölkerung schaffen. Die Vorteile der somatischen Therapie – Schmerzbehandlung, verbesserte Mobilität und verbesserte Lebensqualität – sind für Senioren überall auf der Welt zum Greifen nah und versprechen eine Zukunft, in der sie in Anmut, Würde und Vitalität altern können.

Fazit und abschließende Gedanken

Wenn wir uns dem Ende unserer Reise durch den Bereich der somatischen Therapie für Senioren nähern, ist es wichtig, über die wichtigsten Erkenntnisse nachzudenken, die unser Verständnis und unsere Wertschätzung für diesen ganzheitlichen Ansatz geprägt haben. In diesem Buch haben wir die tiefgreifende Verbindung zwischen Geist und Körper erforscht und erkannt, dass unsere körperlichen Erfahrungen tief mit unseren emotionalen und mentalen Zuständen verwoben sind. Die somatische Therapie bietet eine einzigartige und effektive Möglichkeit, diese miteinander verbundenen Aspekte unseres Seins anzugehen und Senioren einen Weg zu einem schmerzfreien Leben, verbesserter Mobilität und verbessertem allgemeinem Wohlbefinden zu bieten.

Eine der wichtigsten Erkenntnisse aus diesem Buch ist die Anerkennung des Potenzials der somatischen Therapie zur Behandlung chronischer Schmerzen. Chronische Schmerzen sind ein häufiges und oft lähmendes Problem für viele Senioren, das ihre Lebensqualität erheblich beeinträchtigt. Traditionelle Schmerzbehandlungsmethoden sind zwar manchmal wirksam, aber oft mit Einschränkungen und Nebenwirkungen verbunden. Die somatische Therapie hingegen nähert sich dem Schmerz aus einer ganzheitlichen Perspektive und konzentriert sich auf die internen Signale und Reaktionen des Körpers. Durch sanfte Bewegungen, Körperwahrnehmungsübungen und Achtsamkeitstechniken können Senioren lernen, Verspannungen und Stress in ihren Muskeln abzubauen, was zu einer Verringerung von Schmerzen und Beschwerden führt. Dieser Ansatz lindert nicht nur körperliche Schmerzen, sondern befasst sich auch mit den emotionalen und psychologischen Dimensionen des Leidens und bietet einen umfassenderen Weg zur Heilung.

Die verbesserte Beweglichkeit ist ein weiterer entscheidender Vorteil der somatischen Therapie, der in unserem Gespräch hervorgehoben wurde. Mit zunehmendem Alter wird die Aufrechterhaltung körperlicher Aktivität immer wichtiger, um die Unabhängigkeit und Lebensqualität zu erhalten. Die somatische Therapie fördert die achtsame Bewegung und das Körperbewusstsein und hilft Senioren, aktiv zu bleiben, ohne sich zu belasten oder zu verletzen. Dies unterstützt nicht nur die körperliche Gesundheit, sondern stärkt auch das Selbstvertrauen, verringert das Sturzrisiko und steigert die allgemeine Vitalität. Durch die Förderung einer tieferen Verbindung zwischen Geist und Körper ermöglicht die somatische Therapie Senioren, sich leichter und sicherer zu bewegen, was zu einem lebendigeren und engagierteren Leben führt.

Unsere Erkundung unterstrich auch die emotionalen und psychologischen Vorteile der somatischen Therapie. Senioren stehen oft vor altersbedingten Herausforderungen wie Angstzuständen, Depressionen und kognitivem Verfall, die ihr Wohlbefinden erheblich beeinträchtigen können. Die somatische Therapie bietet wirksame Instrumente, um diese Erkrankungen zu bewältigen, indem sie die Entspannung fördert, Stress abbaut und die kognitiven Funktionen verbessert. Die Praxis, sich auf körperliche Empfindungen einzustimmen, kann eine beruhigende Wirkung auf das Nervensystem haben und helfen, Angstzustände und Depressionen zu lindern. Darüber hinaus können das gesteigerte Körperbewusstsein und die Achtsamkeit, die durch die somatische Therapie kultiviert werden, die kognitive Gesundheit unterstützen und zur Aufrechterhaltung der geistigen Schärfe und des Engagements beitragen. Indem sie sowohl auf die körperlichen als auch auf die emotionalen Bedürfnisse von Senioren eingeht, bietet die somatische Therapie einen ganzheitlichen Ansatz für das Wohlbefinden, der sowohl sanft als auch effektiv ist.

Die Bedeutung der somatischen Therapie geht über den Einzelnen hinaus und erstreckt sich auch auf Pflegekräfte und medizinisches Fachpersonal. Pflegekräfte spielen eine entscheidende Rolle im Leben von Senioren, und ihr Wohlbefinden ist eng mit dem Wohlergehen der Menschen verbunden, die sie pflegen. Die somatische Therapie bietet wertvolle Werkzeuge und Techniken, mit denen Pflegekräfte Senioren bei ihrer Pflege unterstützen können. Durch die Einbeziehung somatischer Praktiken in ihre Routinen können Pflegekräfte Senioren helfen, Schmerzen zu bewältigen, die Mobilität zu verbessern und emotionale Herausforderungen zu bewältigen. Darüber hinaus können die Pflegekräfte selbst von der somatischen Therapie profitieren, indem sie lernen, ihren eigenen Stress zu bewältigen und ihre Gesundheit und ihr Wohlbefinden zu erhalten. Dies schafft ein unterstützendes und förderndes Umfeld, das sowohl Senioren als auch Pflegekräften zugute kommt und ein Gefühl der gegenseitigen Fürsorge und Widerstandsfähigkeit fördert.

Die Implementierung der somatischen Therapie in der Altenpflege erfordert eine durchdachte Planung und Engagement. Abschließende Gedanken und Empfehlungen für eine erfolgreiche Integration der somatischen Therapie in die Altenpflege umfassen den Beginn der Aus- und Weiterbildung. Pflegekräfte und medizinisches Fachpersonal sollten sich mit den Prinzipien und Techniken der somatischen Therapie gut auskennen. Dies kann durch Workshops, Kurse und praktische Schulungen erreicht werden. Darüber hinaus ist es wichtig, ein unterstützendes Umfeld zu schaffen, das regelmäßiges Üben fördert. Dies kann bedeuten, dass Sie sich Zeit für somatische Übungen nehmen, einen ruhigen und komfortablen Raum für die Sitzungen bereitstellen und somatische Übungen in die tägliche Routine integrieren.

Nehmen wir den Fall einer Senioreneinrichtung, die die somatische Therapie in ihr Rehabilitationsprogramm integriert hat. Die Assistenzärzte nahmen an wöchentlichen somatischen Therapiesitzungen teil, die sanfte Bewegungsübungen, Atemarbeit und Achtsamkeitsübungen umfassten. Im Laufe der Zeit berichteten die Bewohner von deutlichen Verbesserungen ihres körperlichen und emotionalen Wohlbefindens. Eine Bewohnerin, die mit chronischen Hüftschmerzen zu kämpfen hatte, stellte fest, dass die Schmerzen deutlich nachließen und sie sich freier bewegen und an sozialen Aktivitäten teilnehmen konnte. Ein anderer Bewohner, der unter Angstzuständen und Schlafstörungen litt, stellte fest, dass die Achtsamkeitsübungen ihm halfen, sich entspannter zu fühlen und nachts besser zu schlafen.

Eine weitere erfolgreiche Umsetzung ist in einer häuslichen Pflegeeinrichtung zu sehen, in der eine Pflegekraft die somatische Therapie in den Tagesablauf eines älteren Klienten integrierte. Die Pflegekraft, die in somatischen Techniken geschult war, leitete den Klienten jeden Morgen durch sanfte Bewegungen und Körperwahrnehmungsübungen an. Dies half der Klientin nicht nur, ihre Arthritis-Schmerzen zu bewältigen, sondern verbesserte auch ihre Stimmung und ihr Energieniveau. Die Pflegekraft praktizierte auch somatische Techniken, um ihren eigenen Stress zu bewältigen und eine harmonische und unterstützende Beziehung zu schaffen, von der beide Seiten profitierten.

Diese Beispiele verdeutlichen das transformative Potenzial der somatischen Therapie, wenn sie in der Altenpflege durchdacht umgesetzt wird. Durch die Förderung einer tieferen Verbindung zwischen Geist und Körper bietet die somatische Therapie einen sanften, effektiven Ansatz zur Verbesserung der Lebensqualität von Senioren. Es befähigt sie, eine aktive Rolle für ihre Gesundheit und ihr Wohlbefinden zu übernehmen und fördert ein größeres Gefühl der Autonomie und Freude im Alter zu fördern. Unabhängig davon, ob es sich um chronische Schmerzen, Mobilitätsprobleme oder emotionale Herausforderungen handelt, bietet die somatische Therapie einen Weg zu einem lebendigen Altern, der sowohl mitfühlend als auch praktisch ist.

Zusammenfassend lässt sich sagen, dass dieses Buch die vielen Facetten der somatischen Therapie und ihre tiefgreifenden Vorteile für Senioren untersucht hat. Von der Behandlung chronischer Schmerzen über die Verbesserung der Mobilität bis hin zur Verbesserung des emotionalen Wohlbefindens und der kognitiven Funktion bietet die somatische Therapie einen ganzheitlichen Ansatz, der die miteinander verbundenen Aspekte unserer körperlichen und geistigen Gesundheit anspricht. Für Pflegekräfte und medizinisches Fachpersonal bieten die Prinzipien und Techniken der somatischen Therapie wertvolle Werkzeuge, um das

Wohlbefinden von Senioren zu unterstützen und ein nährendes und unterstützendes Pflegeumfeld zu schaffen. Durch die somatische Therapie können wir Senioren helfen, die Herausforderungen des Alterns mit Anmut und Widerstandsfähigkeit zu meistern und ein Leben in schmerzfreiem Leben und lebendigem Altern zu fördern.

Zum Abschluss dieser Reise ermutige ich Sie, die in diesem Buch geteilten Erkenntnisse und Praktiken in Ihr eigenes Leben oder das Leben derer zu integrieren, die Ihnen wichtig sind. Ganz gleich, ob Sie ein Senior sind, der sein Wohlbefinden verbessern möchte, eine Pflegekraft, die nach effektiven Möglichkeiten sucht, Ihre Lieben zu unterstützen, oder eine medizinische Fachkraft, die sich der ganzheitlichen Pflege verschrieben hat, die somatische Therapie bietet einen leistungsstarken und mitfühlenden Ansatz zur Verbesserung der Lebensqualität. Indem wir die Prinzipien der somatischen Therapie annehmen und ihre Praktiken in die tägliche Routine integrieren, können wir eine Zukunft schaffen, in der Senioren mit mehr Leichtigkeit, Freude und Vitalität leben.

www.ingramcontent.com/pod-product-compliance
Lightning Source LLC
Chambersburg PA
CBHW070747250726
48662CB00004B/1673